楽に動ける
福祉用具の
使い方 第2版
多職種協働による環境整備

編集

窪田 静・栄 健一郎・樋口 由美

日本看護協会出版会

執筆者一覧

編　集
（50音順）

窪田 静（2章）
愛媛県立医療技術大学保健科学部看護学科准教授，健和会補助器具センター前所長／看護師

栄 健一郎（3章・4章）
適寿リハビリテーション病院リハビリテーション部長／理学療法士

樋口 由美（1章）
大阪公立大学大学院リハビリテーション学研究科教授／理学療法士

執　筆
（執筆順）

窪田 静（1章1・3・5、2章2・3・5、3章、4章4）
前掲

樋口 由美（1章1・2・3・4）
前掲

寺光 鉄雄（1章6）
一般社団法人全国福祉用具人材育成協会代表理事／福祉用具プランナー管理指導者

伊藤 亮子（2章1・4）
健和会補助器具センター／理学療法士

太田 智之（2章3）
健和会補助器具センター，東京都立大学大学院客員研究員／作業療法士

栄 健一郎（3章・4章1・2）
前掲

藤堂 恵美子（4章2・4）
巽病院訪問看護ステーション／理学療法士

白方 一範（4章2・4）
松山リハビリテーション病院／福祉用具プランナー管理指導者，作業療法士

木下 万誠（4章3）
社会福祉法人すこやか福祉会／介護福祉士

はじめに

　本書の『初版』は、コミュニティケア臨時増刊号（2008年5月）を書籍化して、2010年に発行したものです。福祉用具支援体系化の試みと、先進的な現場での暗黙知を言語化しながら、私の独自の哲学を展開したものだったと言えます。

　このたび10年を経て、教育現場で活用されていることもふまえ、臨床現場と基礎教育の両方で活用できる書籍として、大阪府立大学の樋口由美さん、初版より指導を担っていただいた適寿リハビリテーション病院の栄さんに編集に加わっていただき、改訂を行うことといたしました。樋口由美さんは、本書を「利用者の生活や人生を好転させる手段として福祉用具を捉えるだけでなく、ヒトの身体機能や動き方の特徴から福祉用具を解説する内容は、セラピストの思考性に正に即したもの」ととらえ、理学療法学を学ぶ学生用テキストとして活用されています。栄さんは『初版』から引き続き、「単に福祉用具の種類を紹介するのではなく、『どんな人が』『どんな福祉用具を』『どのように使えば』『どんな可能性が生まれるのか』を伝えたい」という思いで編集にあたってくださいました。

　『第2版』は、『初版』の基本コンセプト「楽に動ける」をさらに進めるよう、編集にあたりました。総論は、福祉用具を、国際生活機能分類、労働衛生、二次障害予防などの多角的な視点からとらえ理解できるよう編集しました。これら福祉用具の活用意義を理解することは、多職種が協働する上での共通概念となり、連携促進の一助となることを期待します。各論は、『初版』で「座位」にあった「基礎知識」を、「臥位」や「移乗」にもあらたに設けました。また、経時的には「臥位」の次であるはずの「移乗」を、あえて「座位」の後となる構成としました。この意図については、読者の皆様それぞれで考察していただきたいと思います。また、『初版』ではチャレンジだった「臥位を支えて楽に動ける」は、『第2版』で自信をもって内容を深めることができたと思っています。「座位」は、時を経ても大事な要素は変わらないことを実感しました。そして「移乗」は、今回の大きなチャレンジでした。労働衛生の観点から運動学的に問題を列挙し、「立位移乗」を俎上にあげ、立位のプロセスを細分化して新たなカテゴリー「半起立移乗」を提唱しました。

　ベッドや車いすなどの見慣れた福祉用具も、「使い方」を変えれば「暮らし」を変える力があります。高齢者や障がい者（児）、またケアにかかわる方々が、福祉用具を正しく効果的に使いこなすことで、少しでも暮らしやすくなり、少しでも笑っている時間が増えてほしいと願っています。本書がそのきっかけになれば何よりの幸せです。

2019年4月
編者を代表して　窪田 静

はじめに【初版】

　とにかく圧倒的に足りない！　というより「全然ない」に等しい！

　1991 年に初めてデンマークの福祉用具事情を目の当たりにして思ったことです。以後数回、通算 1 年ほど私はデンマーク、ノルウェーなどで福祉用具を学んできました。

　やがて思いを馳せるようになったのは、欧米で学びながら日本の未来を考えたであろう明治維新当時の人々に、でした。今の世の中で、これほど「モノ」の流通における差違があり、しかもそれが一般に認識されないなんて。しかし日本は経済大国。この不可思議さ、不条理さを私と一緒に味わってくれたのは、デンマークの福祉用具関係者でした。

　豊かで教養も高い、工業技術国日本が急速な高齢社会に突入する。それなのにどういうわけか福祉用具市場ががら空きだという。これはものすごいビジネスチャンスだと、福祉用具先進国の人々が考えたのは当然のことでした。しかし日本における福祉用具の普及が、彼らの期待をこれほど大幅に下回るということを予想できた者はいなかったと思います。

　1988 年春、私の所属する医療法人健和会の幹部はデンマークの在宅ケア事情を視察しました。そこで見た豊富な福祉用具とプロによる 24 時間介護。これを導入しないことには、日本が「寝たきり大国」を脱却することはできないと考え、以後その実現に向けて邁進してきました。

　その年の秋には、デンマーク・西シェラン県立補助器具センター所長（当時）で作業療法士の Anne Holm（アナ・ホルム）女史をスーパーバイザーとした補助器具支援プロジェクトを立ち上げました。Anne さんご推薦のデンマークの福祉用具を数々輸入し、日本の下町の在宅でもちゃんと使える！ こんなに生活が変わる！ という実践を重ね、報告しました。床走行リフトと脚分離型吊具、モジュラー・ワークチェア、電動昇降機能付き室内用電動車いす、ティルトする安楽椅子、スライディングシートなど。日本での販売を可能にするためには、技術領域だけでなく、多方面の努力も必要でした。そして 1992 年には補助器具センターを立ち上げ（補助器具センターの業務については総論で紹介します）、同じ頃 24 時間訪問看護・介護事業もスタートさせました。

　なんと 20 年です。期待を下回るゆっくりとしたスピードではありましたが、昨今の日本の福祉用具事情は明治から昭和な感じになってきたような気もします。少なくとも日本で、私たちの言葉が通じるようになってきました。

　例えばデンマークで初めて知ったモジュラー型車いすです。2 時間かけて更生相談

所に行って「専門家」の判定を受けて作る「オーダーメイド車いす」が、どれほど身体機能に合わないか、心身の変化に対応できないかに日々泣かされてきた私たち。これこそ夢の車いすでした。しかし、車いすスペシャリストたちの間では、「重すぎる」「オーダーがベストに決まっている」と、当時の評価は惨憺たるものでした。

　車いすに限らず、しばしば繰り広げられたこうした会話の行き違いがどこから来るのかを考え続け、彼らと私たちの見ている世界が違うことを悟りました。彼らのフィールドは「障害者」、あるいは「リハセンター」と呼ばれるところにあり、私たちは「高齢者」「地域」という世界の住人だったのでした。対人援助としての基本は同じですし、使用言語は似ているので、容易にわかりませんでした。

　ただ、このように世界が分離していることに、私は今でも納得できないでいます。それは個人の特性であって、年齢や障害内容で分けるには雑ぱく過ぎ、制度の隔たりには合理性がないと思っています。しかし、とにかく……「高齢者」「地域」と呼ばれるところの世界は表舞台に立ち、広く認知され、私たちの言葉も理解されるようになってきました。

　介護保険の威力でしょうか？ 30年前から先進的な在宅ケアを展開し、東京の充実した高齢者・障害者福祉制度の恩恵に預かってきた私たちにとって、"介護保険はかなりの後退"ではあります。福祉用具に限っても、住宅改修制度は数分の1に縮小され、以前なら給付されていた用具が限度額の壁の前で手に入らなくなってもいます。しかしやはり、私たちの言葉が標準語的な位置になり、福祉用具が人々の身近なものになったのは、おそらく介護保険制度のおかげなのでしょう。当たり前にモジュラー型車いすが貸与される状況になったように……。

　これは待ち望んだことでした。良きことであるはずです。だけど、何か違う……、何かが失われつつある。私はそう感じています。私の身近なところでだけ起きているのではなく、また福祉用具やリハビリテーション領域の世界でだけでもなく、介護保険以前から在宅ケアに携わってきた人たちの、それは共通する想いであるようです。

　介護保険をはじめとする、システマティックな流れを促進する動き。その中で難しくなっていると感じるのは、現場の実感から立ち上げるプロジェクトや試行錯誤のようなことです。システムの中で他職種と分担するケアマネジメントでは、1人の患者を自分の腕で支えきろうとする気概や、じっくり腰を据えて考える余地が生まれにくいのかもしれません。福祉用具で解決すべき課題を補助器具センターに投げかけ、共に取り組み、達成してきた依頼者たち。「日常生活の再構築」という大事業になることも多い福祉用具支援に、彼らがなかなか向き合えなくなり、パワーダウンしているように感じてしまいます。

　システム化の流れが良きことでもあるのか、いずれ成熟していくのか、それはわかりません。ただ、私自身がこれまで取り組んできた福祉用具支援技術の領域においては、これまで通りのスタンスをより明確にしたいという思いを強くしていました。

　1人ひとりに向き合って試行錯誤しよう。その経験を蓄積し、普遍化する努力を通して、技術を創り上げていこう。

そうでなくては……と思います。

　用具の選択においても、使い方においても、これでOKなマニュアルや形が欲しい気持ちはよくわかります。わかりやすさがもてはやされるのも、仕方ない面があると思います。しかし、いくらわかりやすい形や手順を習い、覚えても、待っているのは、「こんなはずじゃなかった」「やっぱり福祉用具は使えない」「なくてもいい」「かえってめんどうになる」、そんな結果だということを経験してきました。

　福祉用具は、生活のマネジメントとともに、姿勢や動作を評価し、考える力を要求することの多い領域です。そのための学問はいろいろあります。しかし教科書を読んでも、それが実践に結びつきにくいと悩まれている方は少なくないと思われます。それなのに、これでOKなマニュアルがない、個々で考える……というのは苦しいことだと思います。既存の関数に何かを放り込んだら、その人に最適な福祉用具が計算される、そんな便利な公式はありません。しかしだからこそ、対人援助は楽しく、おもしろいのではないでしょうか。

　本書では、一貫してそのスタンスを貫いたつもりです。要素を羅列するような教科書的な記述には極力しませんでした。各著者の経験の中から、伝えたいと考えること、それを率直に書いていただきました。試行錯誤の最中にあり、言い切れないあやふやさがあったり、本人が後で読んで、間違っていると思うようなこともきっとあるでしょう。しかしそこからくみ取っていただきたい大切なものは、きっと伝わり、迷いながらでいいのだという元気を与えてくれるものになる……そう願っています。

　また本書では、介護者の健康をまもるプランニングが、「本人」の活動性を高めるためには不可欠だというポリシーを全編で通しました。

　福祉用具がなぜ使われなければならないのか？ お互いが楽に動けること、それがお互いのためであること。臥位でも、移乗でも、座位でも、立位でも、それがとても大事にすべきポイントであることを、理念としても技術としても伝えたいと考えました。

　マニュアル化が難しいのは、自分の意志と力で自由に動くことをめざそうとすればこそ、人間の人間たる所以に迫りたいと思うからこそかもしれません。

2010年4月

窪田 静

目 次

1章 総論

1 福祉用具活用の目的 ……………………………………………… 2
  1 福祉用具とは ……………………………………………………… 2
  2 福祉用具を使う目的 ……………………………………………… 3
  3 福祉用具と生活の質：1991 年のデンマークで ………………… 4

2 国際生活機能分類（ICF）における福祉用具 ………………… 6
  1 国際生活機能分類（ICF）とは ………………………………… 6
  2 活動制限・参加制約を支援する ………………………………… 8

3 福祉用具で介護者をまもる …………………………………… 11
  1 介護負担の実際 ………………………………………………… 11
  2 介護労働の特徴 ………………………………………………… 11
  3 重量負荷、不自然な姿勢が引き起こす筋骨格系障害 ………… 12
  4 国内の腰痛予防対策 …………………………………………… 13
  5 国外の腰痛予防対策 …………………………………………… 14

4 福祉用具で本人をまもる ……………………………………… 17
  1 不慮の事故からまもる ………………………………………… 17
  2 廃用症候群からまもる ………………………………………… 18

5 福祉用具支援の実際 …………………………………………… 20
  1 福祉用具支援の条件 …………………………………………… 20
  2 ニーズとディマンズ …………………………………………… 21
  3 ジェネラリストとスペシャリスト …………………………… 23

6 福祉用具をめぐる制度 ………………………………………… 27
  1 介護保険制度 …………………………………………………… 27
  2 障害者総合支援法 ……………………………………………… 30
  3 義肢等補装具費の支給制度 …………………………………… 32
  4 その他 …………………………………………………………… 32

VII

2章 臥位を支えて楽に動ける環境整備

1 臥位の基礎知識 36
  1 姿勢をサポートし生活を支える 36
  2 臥位の理解を深める 42

2 ベッドと付属品 48
  1 ベッドの問題点と利点 48
  2 ベッドの構造と仕様 50
  3 ベッドの機能 51

3 マットレス 60
  1 マットレス選択の視点 60
  2 マットレスを知って、選ぶ 61
  3 寝心地：総合的な主観 62
  4 マットレスの基礎知識 63
  5 静止型マットレス：ウレタンマットレスを中心に 64
  6 圧切り替え型マットレス（エアマットレス） 67

4 ポジショニングピロー 70
  1 ポジショニング実践のための視点 70
  2 適切なピローの選択 71
  3 ピロー導入から定着まで 74
  4 ポジショニングの実際 75

5 摩擦軽減用具 79

3章 座位を支えて楽に動ける環境整備

1 座位の基礎知識 84
  1 重さを支える面から座位を見る 84
  2 頭部・胸郭・骨盤の位置関係を3方向から見る 85
  3 骨盤後傾位の影響 86
  4 足位置の影響 87
  5 姿勢の変化と圧力の変化 88

2 車いす 89
  1 車いすを選ぼう 89
  2 楽に座るために 92
  3 楽に動く・楽に移るために 101

3 クッション 107

　1　車いすにクッションは必須 107

　2　クッションの選び方 107

　3　クッションの種類 108

　4　クッションのリスク管理とメンテナンス 109

4 座り直し（姿勢修正） 111

4章　楽に移れて、楽に動ける環境整備

1 移乗の基礎知識 114

　1　「移乗」はその人らしく暮らすための重要な手段 114

　2　生活機能を高める移乗、5 つのポイント 115

　3　移乗の分類 117

　4　移乗の費用対効果：移乗の継続性は生活の基盤 122

2 立位移乗 123

　1　狭義の立位移乗：立位保持が過程にある移乗 123

　2　半起立移乗：立位保持が過程にない移乗 127

3 座位移乗：ボードを使った座位移乗 134

　1　移乗ボード活用のすすめ 134

　2　端座位保持が可能な対象者をベッドから車いすへ移乗する方法 134

4 リフト移乗 140

Ⅰ　吊り上がるリフト：足底が接地していない 140

　1　リフトの種類と設置例 140

　2　吊具の選択 144

　3　吊具の種類と装着方法 146

Ⅱ　立ち上がるリフト：足底が接地している 154

　1　スタンディングリフトの可能性 154

　2　スタンディングリフトの種類と活用 154

実演動画 159

実演動画の使い方 160

索引 162

1章

総　論

1　福祉用具活用の目的

2　国際生活機能分類（ICF）における
　　福祉用具

3　福祉用具で介護者をまもる

4　福祉用具で本人をまもる

5　福祉用具支援の実際

6　福祉用具をめぐる制度

1章 総論

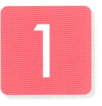

福祉用具活用の目的

1 福祉用具とは

　1993（平成5）年に「福祉用具の研究開発及び普及の促進に関する法律」が制定され、さらに2000（平成12）年からは介護保険に位置づけられたことで、「福祉用具」という言葉はすっかり世に定着しました。しかし、「福祉機器」や「介護用品」等の名称もいまだ健在ですし、英語の「Technical Aid」や「Assistive Device」とその和訳である「支援機器」という名称が用いられることもあります。いずれの用語も、厳密な定義や明確な範囲指定はありません。福祉用具分類コードCCTA95[1]（国際分類であるISO9999の和訳版）を見れば、人工呼吸器をはじめとする医療機器から家具や工具まで、「すべての道具は福祉用具である」という感慨を覚えることでしょう。

　福祉用具プランナーという制度が創設された当初のテキストでは、福祉用具の本質を次のように述べていました[2]。

> 　福祉という用語自体、本来、特別な意味を持つものではなく、人間が心身共に安らかであることを願うものであり、憲法でいう、「健康にして文化的な生活」を維持するための手段でもある。したがって、本来は、包括的な意味合いの大きな用語である（中略）。
> 　総括すると「福祉用具」とは、先天的な原因に基づく、あるいは、高齢化によるものを含む、後天的な外傷・疾病等の原因で生じた精神・身体的不具合を補填するため、あるいは生活に適応させるための目的を持つすべての用具・設備機器を包含することになる。

　上記の「福祉」という言葉に抵抗感を感じてきた医療専門職は少なくないかもしれません。「福祉用具」という名称が医療分野における福祉用具の普及を阻んできた面があるから変えたほうがいいという意見すらあります。しかし、地域包括ケアのこの時代、変わるべきなのが「福祉用具」という名称ではないことは明らかでしょう。

　他方、わが国の公的助成（給付・交付・貸与）制度は、その対象用具と助成条件を厳密に定めています。示されている条件は、助成対象となる人と助成対象となる福祉用具の制限ではありますが、最適な福祉用具を選択するための指標となるものではありません。またナースコールや電話のように、福祉用具を必要とする人が生きていくうえで必要な、最低限の福祉

用具が網羅されているわけでもありません。

　むしろわが国には「福祉用具は使わないほうがいい」という独特の偏見がいまだに存在しています。一つは、福祉用具を使うのは「怠慢で、使わないのが心のこもったあたたかいケアだ」という偏見で、「高い技術をもっていれば福祉用具は必要ない」「福祉用具を使う行為は障害者をないがしろにするものだ」「人間なのだから物扱いしないでほしい」といった言動としても表れています。もう一つは、福祉用具を使うと「心身の機能が衰える」「自立を妨げる」「治療の敗北であり、最終手段である」という偏見です。しかし現在では、これらの偏見こそが離床を妨げ、拘縮や褥瘡を再生産して日本を寝たきり大国にし、自立も活動も参加も妨げてきたという考えに反対を唱える人はもはや少数派になりつつあるようです。

2 福祉用具を使う目的

　1991 年に来日したデンマークの西シェラン県立福祉用具センター所長で作業療法士の Anne Holm（アナ・ホルム）さんは、講演で、福祉用具を使う目的についてこう述べています（「初版・はじめに」参照）。

> ① 障害のある人が、できるだけ人に頼らないで生活し、活動的になれるようにする
> ② 障害のある人が、不慮の事故に遭わないように予防的な役割を果たす
> ③ 障害のある人を日常介護している人の負担を軽減する

　これを、今の日本の現状と課題に合わせて順位を入れ替え、日本版にアレンジすると、次のようになります。

> ① 介護者をまもる：「抱え上げ」による腰痛など、介護者の筋骨格系身体損傷を大幅に減らす
> ② 本人をまもる：「抱え上げ」による拘縮や「引きずり」による褥瘡など、本人の二次障害と「寝かせきり」を大幅に減らす
> ③ 本人の能力の発揮：少しでも動け、無理のない範囲で自立し、活動的になれるようにする

　日本版の目的 ① は労働衛生にかかわる観点で、後述する腰痛予防対策指針の改訂や日本ノーリフト協会の活動などが寄与してきました。目的 ② の観点には、褥瘡の原因論の解明と摩擦軽減用具の普及などが寄与しています。前述した日本独自の偏見に対して、どのような活動が奏功したのかを評価し、今後ますます発展させていく必要があるでしょう。福祉用具を排除したものになりがちだった ③ は、目的 ① と ② の発展をふまえ、これからは違ったものになっていくことが期待されます。

1　福祉用具活用の目的　　3

3 福祉用具と生活の質：1991年のデンマークで ～その先の未来像として～

アナ・ホルムさんが筆者を連れて行ってくれた、多発性硬化症で不全対麻痺状態のAさんのお宅で見学したことを紹介します。

まず、Aさんは手動のモジュラー車いすから立ち上がって、一人でベッドに移乗する様子を見せてくれました。その隣の部屋に入り、そこにあった床走行リフト、車いす用エルゴメーター、肋木という福祉用具（**写真1-1**）のバリエーションに私たちは驚き、戸惑いました。立位移乗を自立で行える人の家に、リフトと訓練用具が同居していたからです。しかし、残存能力の活用を掲げて、日常生活動作に訓練要素を持ち込んだりする方法論にこそ、寝たきりの始まりがあったのではないでしょうか。私たちだって、常に全力疾走で通勤しなければならないとしたら休みがちになるかもしれません。日常は日常、トレーニングはトレーニング。区別がなければ生活が続きません。

その後、電動で背も座も足も角度が変わる200万円の外出用電動車いすと、立位用車いすを見せていただきました。そしてアナ・ホルムさんは、「Aさんはこの立位用車いすを何に使っていると思いますか（**写真1-2**）」と筆者に質問したのです。「本棚の上段の本を取るため」「スーパーで高い棚の物を選ぶため」「立位保持の時間をもつことが身体にいいから」などと答えましたが、いずれも正解ではありませんでした。アナ・ホルムさんは嬉しそうな声でこう言いました。「これは、彼がコンサートに行くための車いすです。素晴らしい演奏が終わって、みんなが立ち上がって拍手をしている時に、ずっと座り続けているなんて、コンサートに参加したことにならないでしょう」。

家電や衣服や鞄など、日本の私たちからは無限に思える豊かな福祉用具が無償でコミューン（市町村）や病院（退院後一定期間）から貸与される

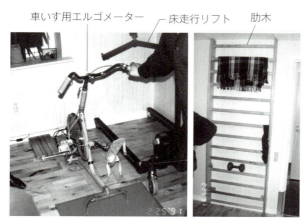

写真1-1 ｜ 立位移乗ができる対麻痺者に提供されたリフトと訓練具

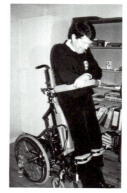

写真1-2 ｜ Aさんと立位になれる車いす

デンマーク。福祉用具の使用目的が人生の質の向上に置かれているからこそでしょう。それをわが国の未来像として描くことを、諦めたくはないと思うのです。

引用文献

1) 福祉用具分類のコード（CCTA95）. 財団法人テクノエイド協会のホームページより.
pdf バージョン＜http://www.techno-aids.or.jp/Code.pdf＞
excel バージョン＜http://www.techno-aids.or.jp/system/＞

2) 財団法人テクノエイド協会編：福祉用具総論. 福祉用具プランナーテキスト. 1997.
p2-3.

参考文献

・中央労働災害防止協会編：介護・看護職場の安全と健康ガイドブック. In：垰田和史監修. 中央労働災害防止協会出版部；2015.

・保田淳子：ノーリフト：持ち上げない看護 抱え上げない介護. In. 垰田和史監修. クリエイツかもがわ；2016.

（写真撮影：窪田静）

2 国際生活機能分類（ICF）における福祉用具

1 国際生活機能分類（ICF）とは

　福祉用具活用の目的の一つに、「本人の能力の発揮」が含まれることを前項で示しました。ここでは、国際生活機能分類（International Classification of Functioning, Disability and Health：ICF）の概念を用いて、具体的に説明していくことにします。この ICF は障害をもった人にかかわる専門家（医療、福祉、介護、教育など）の共通言語として、共通の考え方・捉え方として広く用いられています。特徴的なことは、障害を「人間─環境相互作用」モデルで捉えていることです。ICF を用いて考えると、環境としての福祉用具が、障害をもった本人の能力の発揮にどのように作用するかがわかりやすくなります。

（1）初めての障害分類・国際障害分類（ICIDH）

　では、「障害」をどのように分類し考えてきたのか、その国際的な変遷を見ていきましょう。世界保健機関（World Health Organization：WHO）は1980 年に、ICF の前身となる国際障害分類（International Classification of Impairments, Disabilities and Handicaps：ICIDH）を提唱しました。この ICIDH の特徴は、障害を単に疾患や変調が原因となって生じる機能障害・形態障害だけでなく、生活や人生にまで広げて捉えるべきとした点にあります。つまり障害とは、単にからだの不具合ではなく、生活上の困難さ、不自由さ、不利益であり、たとえば下肢の筋力が低下していると、一人で歩きにくい不自由さがあり、仕事が思うようにできない不利益が生じてしまう、このように階層的に障害を考えました。この階層性は、障害の一次レベル（機能障害 impairment）、障害の二次レベル（能力障害 disability）、障害の三次レベル（社会的不利 handicap）といいます（図 1-1）。

　機能障害とは、人間の器官レベルの障害であり、疾病から直接生じる生理的、心理的、解剖学的な構造・機能の欠損や異常を指します。能力障害とは、個人レベルの障害であり、基本的日常生活行為の能力、社会生活のために必要な能力の障害を指します。社会的不利とは、社会レベルの障害であり、社会的な存在として人間を捉えた障害です。このように障害の階層性を明確に示したことは、1980 年当時としては画期的なことでした。

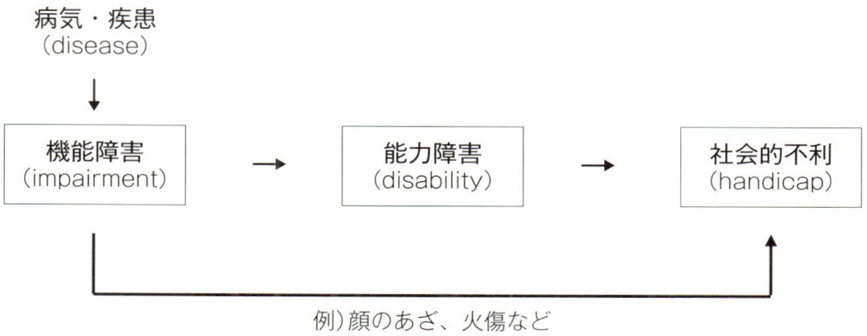

病気・疾患
（disease）

↓

機能障害
（impairment）　→　能力障害
（disability）　→　社会的不利
（handicap）

例）顔のあざ、火傷など

図 1-1｜国際障害分類（ICIDH）による障害の階層性

（2）ICIDH（国際障害分類）から ICF（国際生活機能分類）へ

　障害を病気の帰結として捉える ICIDH モデルでは、現実にそぐわない点が出てきました。たとえば次のような事例はどうでしょうか。

　二人暮らしだった妻を亡くした後、閉じこもりがちな生活となり、徐々に全身の筋力が低下し、歩きにくさや日常生活に支障が出るようになった80歳の男性。ICIDH の起点である病気や疾患があるわけではありません。加えて、閉じこもりという社会的なかかわり・役割の障害（三次レベル）がまず生じた結果、下肢の筋力低下などの機能障害（一次レベル）が発生し、二次レベルの障害である日常生活を営む能力障害に陥っています。これは、図 1-1 の階層順序とは異なっています。

　リハビリテーションの目的を考えるうえでも ICIDH は不都合な点がありました。障害のある方の「障害」の部分だけを注目するモデルだったからです。健全な機能や潜在能力の発揮を促していくリハビリテーションの実践を表現するものではありませんでした。

　そこで、2001 年に WHO は ICIDH の改訂版として、ICF（国際生活機能分類）を提唱しました。大きな特徴はまず、名前が示すとおり ICF は障害の分類ではなく、健全な機能や潜在能力というプラス面を含む「生活機能」を分類したことです。生活機能は心身機能・身体構造、活動、参加から構成されるものであり、人が生きることの 3 つのレベル（生命・生活・人生）すべてを含むプラスの包括用語として定義されました。各レベルに生じた問題（マイナス面）は、機能障害、活動制限、参加制約といいます（図 1-2）。

　また、この生活機能の階層は一方向性の関係ではなく、図 1-3 に示すように相互に影響し合います。ICIDH のモデルでは説明できなかった、前述の「妻に先立たれて閉じこもりがちになった 80 歳男性の事例」についても、ICF では説明できるようになりました。

　特徴の 2 つ目は、病気・疾患を起点とした「障害」分類とは異なり、「健康状態」が起点となりました。疾病だけでなく、加齢、ストレス、妊娠など人が生きることに影響するすべてのものが生活機能に影響します。

2　国際生活機能分類（ICF）における福祉用具　　7

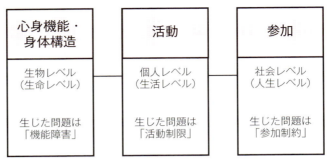

図1-2 | 国際生活機能分類（ICF）における生活機能の階層構造

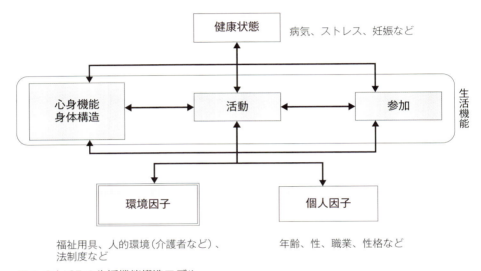

図1-3 | ICFの生活機能構造モデル

　さらに特徴的なことは、「環境因子」と「個人因子」が生活機能に影響する因子としてモデルに加えられたことです。環境因子には福祉用具や住環境などの物的環境、家族・友人といった人的環境、および医療や介護等の制度的環境などが含まれます。

2 活動制限・参加制約を支援する

(1) 環境因子で活動、参加が変わる

　では、ICFモデルで障害のある方に福祉用具の果たす効果を考えていきましょう。

　世界的ベストセラーとなった『五体不満足』を執筆した乙武洋匡氏をご存じですか。乙武氏は先天性四肢切断のため、両上下肢がありません。しかし杉並区の小学校教員として働いていた時期がありました。

　図1-4は乙武氏の状態をICFモデルで表したものです。図1-4・左のままならば、乙武氏は小学校教員として採用されることはなく、参加制約

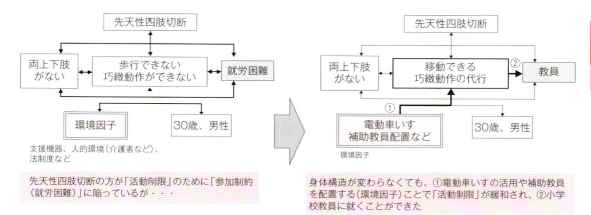

図 1-4 │ ICF モデルを用いた環境因子の効果事例 1

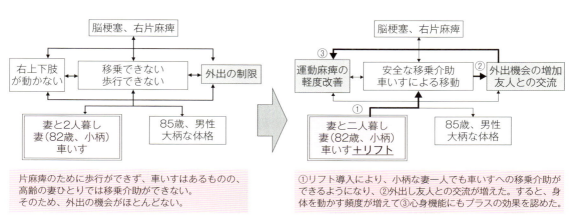

図 1-5 │ ICF モデルを用いた環境因子の効果事例 2

という不利益を受けたままでした。しかし、先天的な障害である身体構造は変わらなくても、環境因子を変えることで、乙武氏の場合では、立っている大人と同じ目線まで上昇機能のある電動車いすを乗りこなし、補助教員が板書やプリント配布等の上肢動作を代行し、諸々の環境（制度的、物的）を整備することで教職に就くことができました（図 1-4・右）。

(2) 環境因子で活動、参加、心身機能が変わる

2 例目を見てみましょう。

図 1-5・左 を見てください。脳梗塞により右片麻痺を患った 85 歳の男性です。運動麻痺により移乗や歩行ができません。車いすは導入されていますが、同居家族は 82 歳の妻だけであり、小柄な妻が男性を一人で車椅子いすへ移乗介助することはできませんでした。そのため、ヘルパーなどが訪問した時だけしか車いすを使うことができず、外出の機会がほとんどありません。そんな状況に、据え置き型リフトを導入しました（図 1-5・右）。適切な使い方を指導された妻は一人でも安全に車いすへの移乗介助

ができるようになり、車いすでの外出機会が増えました。もともと社交的だった男性は友人との交流を楽しみにして、着替えや身だしなみを整える頻度が増えました。すると運動麻痺の程度や関節の動きなどにもよい影響が現れ始めたのです。

これらのように、ICF モデルを使えば、環境因子の「機能障害」「活動制限」「参加制約」に及ぼす効果をわかりやすく解説することができます。

介護保険の分野では職種間の共通言語として ICF モデルの活用が広まってきました。環境因子としての福祉用具が人の生活を便利に変えるだけでなく、本人の能力を発揮させ、人生を好転させる一手であることも同時に共有されなければなりません。

参考文献

・上田 敏：障害のとらえかた. In：上田 敏監修, 伊藤利之, 大橋正洋, 千田富義, 永田雅章編：標準リハビリテーション医学. 第 3 版. 医学書院；2014.
・世界保健機関（WHO）：ICF 国際生活機能分類：国際障害分類改定版. In：障害者福祉研究会編. 中央法規出版；2002.

福祉用具で介護者をまもる

1 介護負担の実際

　超高齢社会にある日本は、介護社会にあるともいえます。これから特に増加率の高い年齢層は85歳以上の世代ですが、その人々の世話をする子世代も壮年から高齢期にさしかかっており、家族介護者の健康にも目を向ける必要があります。子世代と同居しない老夫婦や独居老人の世帯が増えていることもふまえると、家庭の介護機能の低下は避けられません。

　また、要介護者は高齢者ばかりではありません。全国に428万人[1]と推定される身体障害児・者は年々増加傾向にあります。これらは、高齢者や障害児者の介護が入所施設や居宅サービスによる専門職に頼らざるを得ないことを示しています。

　しかし、介護に携わる人々の健康問題が明らかになっており、特に、特別養護老人ホームや重症心身障害者施設など介助量の大きい介護労働の職員で顕著です。腰痛、肩頸腕障害、打撲・うちみ・捻挫などの筋骨格系の障害だけでなく、自律神経失調症、ストレス関連疾患、皮膚障害なども、要介護者のADLが低下している施設職員ほど有症率が高い傾向にあります。家族の場合も基本的には同じであると考えられます。

2 介護労働の特徴

　前述のように、介護作業や介護労働に伴う健康障害は多彩です。それは身体的負担だけを取り上げても、介護労働が他の労働とは異なる特徴をもつためだと考えられます。

(1) 作業種類が多く、かつ複雑

　要介護者の生活を支えるには、ADLすべてに応じた介助作業が必要です。排泄（ベッド上、便器の使用）、食事、入浴、起居、移乗、更衣、歩行、さらに外出援助まで多岐にわたります。その作業順序も決まったものではなく、要介護者本人の希望や状況に応じて変わることもあります。専門職であれば、対象者によって異なる介助の種類や程度、順序に応じる必要があります。

（2）労働環境の多様性

　施設や病院の場合には労働環境に一定の基準がありますが、居宅の場合には要介護者の自宅・自室が労働環境となります。そのため作業をする十分な空間がない、介護者と環境が適合していない（ベッドの高さが低すぎるなど）、床面の状態が悪い（複数の敷物があって不安定、転びやすい）、不快な温度・湿度である、明るさが十分でない、といったことがあるかもしれません。労働の環境でありながら、要介護者の住居・寝室であることが、介護者をまもる環境に調整することを難しくしています。そうした現場を第三者が評価・改善する機会も、現時点では十分ではありません。

（3）対象物である「人」が動く、やわらかい、形が変わる

　一般的に身体的労働が扱う対象物は、形が定まっています。しかし介護作業の場合には、対象である「人」は動く、やわらかい（つかみにくい）、形が変わるという特性があります。対象をよく観察して介護量を調整したり、触るところ、つかむところに配慮したり、突発的な動きにも対応しなければなりません。こうした特性は介護者の身体的負担を大きくしています。

（4）作業の切れ目が不明瞭

　介護労働は、他の一般の仕事と異なり、作業の切れ目や終わりが不明瞭です。放置できない状況が続けば、際限なく作業が増えて継続していきます。特に家族による介護では夜間にも続き、負担や疲労が蓄積しやすいといえます。

3　重量負荷、不自然な姿勢が引き起こす筋骨格系障害

　介護作業には表1-1に示すような健康影響因子があり、それらが原因となって腰痛や膝関節炎などの健康障害が起こります（表1-1には筋骨格系の健康障害を招く健康影響因子のみを抽出しています）。

　要介護者の身体機能や動きに合わせた介助作業は、抱く、抱える、運ぶなどの動作と同時に、狭い場所で身体をひねったり、上下の重心移動を行ったりする不自然な動作や姿勢が必要とされます。こうした多様な負荷が介護者の身体に繰り返し、もしくは1回限りでも「魔女の一撃」といわれるような急激で極端に強い負荷が加わることで、慢性・急性腰痛が起こります。腰痛はすべての業務上疾病のうちの6割以上を占めていますが、特に要介護者がADL介助量の多い高齢者や障害児者である社会福祉施設では、腰痛が発生しやすい状況にあります。

　しかしこれらの作業負担の多くは、適切な福祉用具の導入や作業の仕方の改善、ベッドや家具の位置の変更による環境改善によって、低減させる

表 1-1 | 介護作業における筋骨格系の健康影響因子

健康影響因子	健康障害
重量負荷・加重 ・被介護者の抱き起こし ・抱きかかえ ・体位変換 ・移乗・移動 ・食事・排泄・入浴などの ADL 介助 ・介護機器、用具、食器、備品等の運搬・収納	筋疲労 急性・慢性腰痛 膝関節炎 肩頸腕障害 腱鞘炎 肩関節周囲炎　など
負担のかかる姿勢、動作 ・前屈・中腰・膝立ち・床すわりなどの姿勢 ・腰、体幹をひねる動作や姿勢 ・ベッド・椅子・床などの間での体重・重心移動 ・指先や腕に力を入れる・頻回な使用 ・狭い場所での作業、姿勢の拘束など	腰痛 膝関節炎 肩頸腕障害 腱鞘炎 肩関節周囲炎 上腕骨外（内）上顆炎 手根管症候群　など

(文献 2 より改変)

ことができるのです。そこで筋骨格系障害、なかでも発生頻度の高い腰痛予防の対策が進められています。

---

4 国内の腰痛予防対策

* 「4 章」参照

** KY 活動：労働現場における危険予知活動のこと。KY は「危険予知」のローマ字表記 Kiken Yochi の頭文字である。労働災害を未然に防ぐため、職場でその作業に伴う危険について話し合い、危険のポイントについて合意し、対策を決め、具体的な行動目標を設定し、一人ひとりが実践していくプロセスを指す。

*** 「2 章」参照

　厚生労働省は業務上の腰痛予防対策として、2013（平成 25）年 6 月に「職場における腰痛予防対策指針」[3]を改訂しました。そこでは介護労働者の腰痛が増加していることを受け、「福祉・医療等における介護・看護作業」について腰痛予防対策が重点的に示されています。改訂の大きなポイントは、腰部に著しく負担がかかる移乗介助等ではリフト*などの福祉機器を積極的に使用すること、原則として人力による人の抱え上げは行わせないことが明記されたことです。画期的な改訂ですが、事業者に対して罰則規定のない「指針」のため、広く普及・定着させる活動が必要です。厚生労働省のウェブサイトには、この指針に則った腰痛対策の具体的な進め方、職場単位の事例、予防活動の取り組み方（KY 活動）**をまとめたわかりやすい冊子が公開されています。

　腰痛予防対策指針には、リフト以外にも具体的な福祉用具の名称が示されています。移乗ボード*、スタンディングリフト*、スライディングシート***、安全ベルトなどです。

　そのうえ、「腰痛を生じやすい方法で作業することは、労働者と対象者双方の安全確保を妨げ、さらには介護・看護等の質の低下につながる」と明言されています。まさに福祉用具の適切な活用が介護者をまもり、本人をまもることを国が言及しているといえるのでしょう。

3　福祉用具で介護者をまもる　　13

5 国外の腰痛予防対策

　人を吊り上げる福祉用具をイメージしがちなリフト（lift）ですが、「持ち上げる」「持ち上がる」「持ち上げること」、そして「エレベーターや昇降機」を意味する語でもあります。直訳すると「持ち上げ」になるはずのリフティング（lifting）では、画像検索すると重量挙げやサッカーの画像が出てきます。

　つまり現在のところ、私たちにはなかなかなじめない言葉なのですが、福祉用具における「リフティング」は人を抱え上げる介助を意味し、持ち上げないルールのことを「ノーリフティング（no lifting）」といいます。そのリスクが認知され、啓発普及に努めなくてはならないことが明らかになった今、「リフティング」という言葉が使われる文脈は抱え上げる介助の「スキルを磨く」ことではなくなりました。しかし「リフティング」はリスクを伴うため規制があり、多額の罰金やときに刑事罰まで伴う厳しさで運用されている国があることを、私たち日本の医療職・介護職は長い間知らずにきました。以下に見ていきましょう。

　図 1-6 は英国安全衛生庁による「人の手で物を移動させる作業規則」の手引書に示されている図です。持ち上げたり抱え下ろしたりする作業時の許容重量が決められています。例えば女性が 1 人で許容される重量の上限は、腰に近い位置でも 16 kg です。さらに手引書には、複数の人間による場合の持ち上げ許容重量の上限も示されています。2 人の場合、2 人の許容重量の合計に対して 3 分の 2 が上限、3 人では合計の 2 分の 1 が許容重量となります（表 1-2）。女性 2 人が腰近くで抱える場合でも、約 21 kg ま

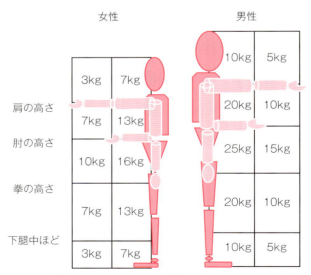

図 1-6 ｜「持ち上げ lifting」と「抱え降す lowering」作業時の許容重量

（文献 4 より改変）

表 1-2 | 男女別持ち上げ許容重量と増員効果

		1 人	2 人	3 人
男性	持ち上げ許容重量	25 kg	33.3 kg	37.5 kg
	増員効果	8.3 kg		4.2 kg
女性	持ち上げ許容重量	16 kg	21.3 kg	24 kg
	増員効果	5.3 kg		2.7 kg

設定は、図 1-6 に示した理想的な位置である肘の高さで、身体に密着した状態で持ち上げる最大許容重量である。2 人の場合は 2/3 まで、3 人の場合 1/2 までが許容重量となる。

（文献 5 より）

表 1-3 | 推奨限界荷重値（RWL）

> 23 kg（荷重常数）
> 　　×HM（水平距離係数）
> 　　×VM（垂直距離係数）×DM（垂直移動距離係数）
> 　　×AM（非対称係数）
> 　　×CM（接合要素）
> 　　×FM（頻度係数）

（文献 6 より）

でしか持ち上げてはいけない計算になります。「当施設では、重い人の介助には 2 人か 3 人入れる体制をつくっています！」とおっしゃる管理者の方には、ぜひこの手引書についてお伝えしましょう。図 1-6 にあるように、人が増えれば、ベストポジションで抱えられなくなり、結果的に新たなリスクが生じることになります。

　表 1-3 では、さらにリスクの詳細が理解できます。この「荷重常数」というのは、図 1-6 の男性版に描かれたベストポジションでの重量に匹敵します。「非対称係数」が必要なのは、「2．介護労働の特徴（3）対象物「人」が動く、やわらかい、形が変わる」の項で述べたように、「人」は「動く」上に「形が変わる」ことで「非対称」となるからです。同じく「やわらかい」ことは「接合要素」と相反します。こうした人体そのものの変化に加え、移乗時には空間内での傾きやねじれなどの変化が特に大きくなります。そして筋肉は同じ姿勢を維持することでさえ疲労してしまうものなので、頻度も問題になります。

引用文献

1）内閣府：平成 30 年版障害者白書．2018．p.235-239．内閣府ホームページより．
　　<https://www8.cao.go.jp/shougai/whitepaper/h30hakusho/zenbun/index-pdf.html>
2）徳永力雄：介護労働者の健康問題．In：車谷典男・徳永力雄編：介護職の健康管理．
　　ミネルヴァ書房；2003；p.8.
3）厚生労働省：職場における腰痛予防対策指針．平成 25 年 6 月．2013．厚生労働省ホームページより．<https://www.mhlw.go.jp/stf/houdou/2r98520000034et4-att/2r98520000034pjn_1.pdf>

4）英国安全衛生庁（the Health and Safety Executive）：Manual Handling Operations Regulations 1992. Guidance on regulations, p.43. L23 HSE Books 2003.

5）前掲3）p.16.

6）Waters TR, Putz-Anderson V, Garg A：Applications manual for the revised NIOSH lifting equation. National Inst. for Occupational Safety and Health, Cincinnati, OH. Div. of Biomedical and Behavioral Science. NTIS No：PB94-176930/HDM.

参考文献

・厚生労働省：社会福祉施設における安全衛生対策：腰痛対策・KY活動. 2015. 厚生労働省ホームページより. <https://www.mhlw.go.jp/file/06-Seisakujouhou-11300000-Roudoukijunkyokuanzeneiseibu/0000075083.pdf>

4 福祉用具で本人をまもる

本書の目指すところでもある福祉用具で「ベッドから離れる」の意図には、生活空間を広げて日常生活行為の中で自身でできることを増やし、生活を豊かにすることを含んでいます。さらに、次に紹介するような「本人をまもる」ことも、福祉用具を適切に用いることで可能にします。

1 不慮の事故からまもる

不慮の事故とは、移動中の転倒やベッド・車いすからの転落がすぐに想像されるでしょう。福祉用具を適切に使っていても残念ながら事故は起きてしまいます。そのような事故は用具の使い方や設置方法だけではなく、用具を使う人や職場の管理・教育体制をどうするかを考えるリスクマネジメントの問題になります。

本項では、人の手で介助された場合に、本人に生じるリスクを考えていきましょう。ここで示すのは考えられるリスクの一部でしかありません。人が人を抱えるのは想像以上に危険であることを再認識してください。なお、褥瘡については2章で詳しく説明していきます。

(1) ベッド付近での体位変換、姿勢変換

臥位からベッド端座位や立位への介助、あるいは立位から座位への介助をされた際、介護者に強くつかまれたりすることで擦過傷などを負う危険があります。介助方法が不適切であれば、転倒や打撲、捻挫などのけがの危険もあります。

(2) 浴槽の出入り

入浴動作はADLの中でも早期から低下する動作です。それは水やタイル、裸足といった滑りやすい条件が多いことと、その滑りやすい環境で浴槽を大きくまたぐことは、大変難しい動作だからです。

要介護者は浴槽の出入りや立ち上がるのを介助される際、介護者による介助が不十分であったり、バランスを崩してしまうと転倒し、打撲、もしくはそれ以上のけがを負う危険があります。裸の状態ではつかむ部分も難しくなるため、腕だけを把持されていた場合には急な姿勢変化により肩を傷める危険もあります。

(3) 屋内移動

歩くのに介助が必要なケースは、介助量とそのタイミングが難しく、介助が過剰であったり不適切な方向に介助されてしまうと、バランスを崩して転倒してしまう危険があります。

2 廃用症候群からまもる

廃用症候群とは、疾患や生活習慣などによって生じた活動性の低下により、身体的・認知的・精神的機能に生じる二次的な機能障害の総称です。最近では生活不活発病ともいわれます。代表的な症状・状態は図 1-7 に示したものですが、とにかくベッドから離れること、ベッドの背上げ機能を利用して上半身を起こすだけでも機能障害を遠ざける重要な一歩となります。以下に、動きや歩きにかかわる主な機能障害を説明していきます。

(1) 筋萎縮・筋力低下

長期的な廃用に伴う筋萎縮の進行度は、意識障害の有無や安静度合のほか、年齢によっても異なり、個人差が大きいのですが、筋肉量は1日当たり0.5％、筋力では1日に2〜3％減少していくとする報告もあります[1,2]。特に姿勢を維持する抗重力筋に起こりやすい特徴があります。

(2) 関節拘縮

関節拘縮は、安静固定や疼痛により関節運動が制限されることで局所的に発生します。片麻痺など中枢性疾患による筋緊張異常を伴う運動麻痺があると、より生じやすくなります。ラットを用いた基礎実験レベルでは、全く関節を動かさない状態が1週間続くと拘縮が発生するとされています[3]。

(3) 骨萎縮

筋肉だけでなく骨の萎縮も廃用によって容易に発生します。臥床や活動量の減少は、骨に対して鉛直方向の刺激や筋付着部への張力刺激が低下す

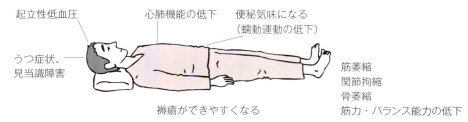

図 1-7 | 代表的な廃用症候群

ることで生じます。20週間ほどの臥床で30～50％の骨密度減少が生じた報告もあり[4]、長期間のベッド上安静は骨を弱くし、更衣介助やおむつ交換など介護動作中に骨折してしまう危険があります。特に閉経後の高齢女性は注意が必要です。

（4）心肺機能低下

　血液を全身へ押し出す左室心筋重量は、安静臥床により、週当たり1.3～2.5％低下し[5,6]、体力の指標である最大酸素摂取量は1日当たり0.9％低下するとされています[7]。肺は仰臥位での安静が続くと、背中側に面した肺領域がうっ血し、分泌物が貯留しやすい状態になります。貯留した分泌物が排出されなければ細菌が増殖し、沈下性肺炎に至るおそれがあります。

（5）起立性低血圧

　起立性低血圧とは、臥位から立位になった際に心拍出量が低下することにより収縮期血圧が低下してしまうことであり、めまいやふらつき感、全身倦怠感や目のかすみなど多様な症状を示します。原因には、自律神経系や筋ポンプ作用（下肢の筋群の収縮により末梢からの静脈血流を促すこと）の低下などが関与しています。加齢とともに発生しやすくなりますが、若年者であってもおよそ1カ月の安静臥床によって起立性低血圧が生じるといわれています。

引用文献

1）前田眞治：廃用症候群，誤用症候群，過用症候群．In：福井圀彦原著：老人のリハビリテーション．第8版．医学書院；2016．p.357.

2）Müller EA：Influence of training and of inactivity on muscle strength. Arch Phys Med Rehabil. 1970；51（8）：449-62.

3）岡本眞須美，沖田　実，加須屋茜，他：不動期間の延長に伴うラット足関節可動域の制限因子の変化：軟部組織（皮膚・筋）と関節構成体由来の制限因子について．理学療法学．2004；31：603-611.

4）Donaldson CL, Hulley SB, Vogel JM, et al：Effect of prolonged bed rest on bone mineral. Metabolism. 1970；19（12）：1071-84.

5）Dorfman TA, Levine BD, Tillery T, et al：Cardiac atrophy in women following bed rest. J Appl Physiol. 2007；103（1）：8-16.

6）Perhonen MA, Franco F, Lane LD, et al：Cardiac atrophy after bed rest and spaceflight. J Appl Physiol. 2001；91（2）：645-53.

7）Convertino VA：Cardiovascular consequences of bed rest：effect on maximal oxygen uptake. Med Sci Sports Exerc. 1997；29（2）：191-6.

参考文献

・園田　茂：不動・廃用症候群．The Japanese Journal of Rehabilitation Medicine. 2015；52：265-271.

5 福祉用具支援の実際

1 福祉用具支援の条件

　福祉用具は、訪問介護や通所介護などの人的なサービスと並ぶケアプラン構成要素の一つです。これまで述べてきたように、福祉用具は人的なサービスと拮抗するものでも、人的なサービスを削減するためのものでもなく、また自立を阻害するものでもありません。福祉用具は、人的なサービスを安全に達成するためにも、自立を促進するためにも不可欠なもので、相乗的な効果をもたらすように選ばれるべきものです。しかし介護保険では、給付限度額を他のサービスと取り合う構造になってしまいました。介護保険策定当時の法務担当者は、法的には解決すべき課題になると述べていましたが、財政難を背景に矛盾は拡大の一途です。「介護サービスを増やすとリフトは自費になる」「1円でも安い車いすを見つけるのがよいケアマネジャー」といった事態が起きています。適切な福祉用具支援を欠いたケアプランは、生活範囲の狭小化、過大な介護負担、本人の能力の未活用を招きます。そうならないために必要な、適切な福祉用具支援の条件を下記に挙げてみます。

1. 福祉用具支援はすべてのサービスの土台であり、すべてのサービスに先駆けて検討されている。
2. 本人の能力の活用、介護負担の軽減、そして生活範囲の拡大および生活行為のノーマライズが図られている。
3. 介護サービスなどの人的な援助、機能回復訓練などの治療的援助、福祉用具支援の3つが、互いに相乗効果をもたらすことができるよう総合的にマネジメントされている。
4. 本人も介護者も、健康かつ安全に、多少のアクシデントを受容できる余裕をもって、日常生活が継続できるよう配慮されている。
5. 事故や故障、介護者の病気などのアクシデントへの対策が検討されている。
6. 何のために、誰が、いつ、どこで、どのように福祉用具を使うかが、詳細に具体化されている。
    ① 日中と夜間など、時間帯や曜日、空間によっての差異、時間の経過や季節の与える影響が考慮されている。

② 一部介助、全介助を要する場合、いつでも自由に使えるようにするのか、本人が介助者を呼んで使うのか、介助者のいる時に使うのかなど、介護体制との相互検討がなされている。

③ 短期目標、長期目標に即して、24時間・1週間・1カ月・1年それぞれで、個々の生活行為に対する詳細な計画となっている。

2 ニーズとディマンズ

支援者が客観的に判断する必要性・可能性が**ニーズ**（needs）、当事者の意欲・欲求・要望が**ディマンズ**（demands）です。ディマンズは、ホープ（hope）、ウォンツ（wants）と呼ぶこともあります。ニーズに一本化されていることも少なくありませんが、主体が誰なのかわからなくなり、ともすると軸が支援者寄りになっていたりします。また「この福祉用具が欲しい」「この福祉用具では不十分だ」といった具体的な要望をもてるほど、日本の福祉用具ユーザーは成熟していません。それどころか、福祉用具を使う目的となるべき、「何かをしたい」「現状を変えたい」というディマンズを育む支援を必要としている人があまりに多いのです。

ニーズとディマンズを明確に区別し、そこに乖離があることをしっかり認識することが支援の前提です。そしてその乖離を埋めるという意識をもち、方略を獲得していくことが福祉用具支援では重要です。

(1) ニーズの発見

ニーズは、その人に潜在している可能性です。福祉用具を必要としている人が自覚することは難しく、支援者が積極的に発見していかなければなりません。寝たきり大国といわれる日本の福祉用具支援の基盤は、**脱寝たきり**です。それは単に「ベッドから移乗して車いすに座る」ということではありません。生活行為のすべてをベッドや布団の上で済ませてしまう慣習を打破することです。ベッドや布団は睡眠をとるところであり、たった1m×2mの空間です。それなのに、1m×2mの空間でしかないベッドでご飯を食べ、排泄し、寝たまま身体を拭いたり、着替えたりする。これが当たり前だったり、やむを得ないことだったりするのは「おかしい」と理解しなければなりません。

まずは、ベッドから起きあがって端座位になれるようにしましょう。ベッドから移乗して車いすや椅子に座り、行きたい場所に移動しましょう。このシンプルな課題が、なぜできないのでしょう。どこに問題があるのでしょうか。問題を見つけ出し、課題を達成していく展開の中で、食事をキッチンで家族と一緒に食べたり、トイレで排泄できたり、自宅で風呂に入ったり、友人と電話をしたり、外出して買い物をしたりする日常を取

5 福祉用具支援の実際　21

り戻していくのです。これがわが国で最も必要とされているリハビリテーションであり、ノーマライゼーションです。取り組むのは順不同で構いません。いきなり「ベッドからリフトで入浴」が展開しやすいこともあります。

(2) ディマンズを育てる

わが国の現状では、福祉用具を活用していきいきと生活するモデルが周りに溢れているわけではないため、現状を改善したいというディマンズを育む必要があります。しかし在宅ケアにおけるディマンズ育成では、「現状を改善したいというディマンズ」と「現状を改善することができるキャパシティ」の両者の兼ね合いを見定める必要があります。これをケアの総合状態を評価するといいます（図1-8）。キャパシティを決定する要因は、病状の安定、精神の安定などさまざまです。重症度とキャパシティが相関するわけではありません。

福祉用具は、現状の問題を解決する手段ですが、生活の中に持ち込まれる外乱刺激であることも事実です。私たちも便利さを求めてパソコンや自動車を入手しますが、慣れるまでは何かと苦労するものです。それがケアに疲弊した介護者であれば、受け入れる余地がない場合も珍しくありません。

それではケアの総合状態（図1-8）のタイプを順に見ていきましょう。

◆タイプA

ディマンズが高く、キャパシティも大きければ、的確な福祉用具選択は生活をどんどん変えていきます。ここに必要とされるのは専門的な知識や技術です。

◆タイプB

生活が安定していてキャパシティが高いものの、それゆえに現状維持を望みがちでディマンズが低いことがあります。この場合、ディマンズを育てる力量が問われます。

◆タイプC

適切な福祉用具を使わない状態が続いて、介護者の負担蓄積や本人の身体機能の衰えなどによって訪れた危機に際して、ディマンズが高くなった状態です。危機を予測してタイプBの期間をできるだけ短くし、タイミングを逃さずに危機をチャンスに変えたりすることが大切です。タイプCでは、家族に負担をかけないショートステイや通所の場を活用するなど、マネジメントの力量が問われます。

◆タイプD

危機を乗り越えられず、在宅生活の継続が困難になった状態です。

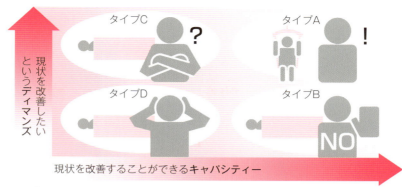

タイプA：専門的な知識や技術により、生活改善を図ることができる
タイプB：現状維持を望みがちだが、危機を内包しているのでディマンズを育てる必要がある
タイプC：危機の高まりを認知してディマンズが高まる一方、キャパシティは低下した状態であり、マネジメントの力量が問われる
タイプD：危機への対処が行えず、在宅生活の継続が困難になった状態

図 1-8 | ディマンズとキャパシティーの2つの指標で評価するケアの総合状態

3 ジェネラリストとスペシャリスト

ジェネラリストとは、生活の日常的・包括的・継続的支援者で、**スペシャリスト**とは、限定した期間特定の課題に携わる支援者です。

ケアマネジャー、介護職、看護職は、多くの場合ジェネラリストとして機能していますが、単独では十分ではない場合があります。ケアマネジャーは包括的なマネジメントの責任者で、利用者との関係は継続的ですが支援は断続的です。介護職は、日常的・持続的にかかわることができますが、短時間・複数人でかかわることも少なくありません。情報が断片になったり偏ったりしないよう、チームで意識的に統合する必要があるでしょうし、時には医療専門職が医学的な視点から評価を補う必要があるかもしれません。

（1）福祉用具支援のスペシャリスト

欧米豪では福祉用具支援のスペシャリストとして、作業療法士や理学療法士（以下、セラピスト）が機能しています。福祉用具の選定には多くの場合、セラピストが得意とする心身機能の評価や適合訓練の必要があるからです。わが国でも、回復期リハビリテーション病棟のように員数と役割が位置づけられているところでは、多かれ少なかれセラピストによる福祉用具支援が実施されるようになりました。しかし在宅や施設では、セラピストが福祉用具支援を担えず、まだ訓練中心の業務に終始するきらいがあるようです。

現在、わが国で福祉用具支援のスペシャリストに位置づけられるのは、介護保険で実績を積み重ねてきた**福祉用具貸与事業者**といえるでしょう。

事業所には**福祉用具専門相談員2名以上の配置**が義務づけられていますが、看護職・セラピスト・介護職・社会福祉士・義肢装具士などの国家資格で代替できます。その点、それらの国家資格もしくは福祉用具専門相談員、実務経験、e-ラーニング受講条件を満たした者を約100時間の受講対象者とし、試験を課する**福祉用具プランナー**は、よりハイレベルのスペシャリストであるといえるでしょう。福祉用具プランナーは、福祉用具法指定法人である公益財団法人テクノエイド協会が養成し、2017（平成29）年時点で14,323人が登録されています。さらに上級の**福祉用具プランナー管理指導者**の養成も、2012（平成24）年から始まっています[1]。

(2) 福祉用具支援過程

福祉用具支援の過程は、達成しようとする生活上の課題を見出し、それを達成するケアプランに最もふさわしい手段として適切な福祉用具を選択し、その導入を図り、使いこなせるよう援助し、また新たな課題を見出すことです。ニーズとディマンズに対するジェネラリストとスペシャリストそれぞれの役割を明確にした福祉用具支援課程を**表1-4**に示しました。

福祉用具支援過程は、**Ⅰ期：ニーズ発見、Ⅱ期：ディマンズ育成、Ⅲ期：プランニング、Ⅳ期：プラン実施、Ⅴ期：フォローアップ**の5段階から成ります。

◆Ⅰ期：ニーズ発見期

ジェネラリストが生活上に潜在した可能性であるニーズを発見したり、本人や家族の意思の表出を促す時期です。スペシャリストは、なぜ課題が発生する状況になったか、福祉用具支援が解決手段として妥当かどうか、ケアプランの中でどういう位置づけとなるかをアセスメントし、ジェネラリストと共有します。

◆Ⅱ期：ディマンズ育成期

ジェネラリストが生活改善ニーズを発見していても、ディマンズが不足する場合に必要なプロセスです。ジェネラリストは、生活改善課題を当事者と共有するために、生活改善意欲を育む支援を行い、スペシャリストは生活改善課題の理解を促進するために、シミュレーションや試用、先行事例の見学などの情報提供や指導などをジェネラリストと連携して行います。

◆Ⅲ期：プランニング期

生活改善を具体化するための福祉用具や工事内容の選択をスペシャリストが担う時期です。身体機能や住環境の評価や、適合のための試用を実施し、見積もりをとって費用を調整したり、制度活用の検討などを行います。ただし、Ⅱ期とⅢ期は、重複したり、行きつ戻りつすることがあります。

◆Ⅳ期：プランの実施期

この時期に行うことは、地域や立場によってさまざまとなります。助成制度活用のために保険者への手続きや交渉が必要な場合もあれば、補装具

表1-4 | 福祉用具支援過程

ジェネラリスト		スペシャリスト
ニーズ（改善すべき生活上の課題）発見	Ⅰ期：ニーズ発見	解決手段として福祉用具が妥当か、どういう位置づけか評価
ニーズをディマンズ化（当事者と共有）する支援	Ⅱ期：ディマンズ育成	福祉用具の情報提供・試用評価でサポート
ケアプランにおける妥当性の評価	Ⅲ期：プラニング	福祉用具支援プランの具体化・見積もり・制度活用
行政→評定・助成決定 業者→作成・納品・施工	Ⅳ期：プラン実施	プラン修正、進行状況チェック、実施結果の確認
使用技術の習得・指導 新たなニーズの発見	Ⅴ期：フォローアップ	プランの評価・調整、使用技術の指導

のように判定を受ける場合もあります。また、福祉用具や工事を発注したりもします。スペシャリストはジェネラリストとともに進行状況をチェックしたり、納品・完成が予定どおりであることを確認したりします。

◆ Ⅴ期：フォローアップ期

　ジェネラリストにとっては、支援内容を生活の中にとけ込ませ、新たな生活改善ニーズを発見するためのステップでもあります。スペシャリストは、支援結果・内容を評価し、使いこなすための指導を、ジェネラリストや当事者に対して行い、使い始めてからの不都合の対処も行います。

（3）福祉用具支援チームの課題

　福祉用具支援過程で展開したように、ジェネラリストがニーズを発見し、スペシャリストがディマンズを育むことをサポートしていけば、福祉用具支援の花が開き、そこからはスペシャリストが先導することも多くなります。しかし初期段階では特に、スペシャリストは冷静に客観的に提供された情報を精査し、事実に基づいた判断を行う必要があります。

　福祉用具貸与事業者とセラピストの協働は大きな課題です。福祉用具提供を行えるのは貸与事業者ですが、機能評価と適合訓練の能力をもち、一定期間継続して報酬を伴う訪問ができるのはセラピストです。備え付けのスイッチが使えない在宅の重度障害者にとって、ナースコールや意思伝達装置が使えるかどうかは、まさに命を左右する重大な問題です。リフトの吊り具や座位保持装置など、心身機能評価に基づく試用と経過観察を繰り返しながら選定することが必須となる場合は、多々あります。セラピストへの教育と、訪問して福祉用具支援を行うことができる制度上の位置づけが必要です。

引用文献

1) 公益財団テクノエイド協会：福祉用具プランナー情報．5．修了証書の交付．福祉用具プランナー登録数．公益財団テクノエイド協会のホームページより．
   ＜https://www6.techno-aids.or.jp/html/planner.html＞

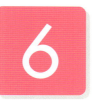

福祉用具をめぐる制度

　福祉用具活用の目的は、本章「1. 福祉用具活用の目的」で解説されていますが、実際に福祉用具を導入する場合は、制度活用が有用な方法です。もちろん、比較的安価なもの（自助具やT字杖など）は対象になっていませんが、各制度の特徴を知って上手に活用することが支援者として求められます。

　各制度はいくつかの側面をもっています。1つ目は、本章「3. 福祉用具で介護者をまもる」や「4. 福祉用具で本人をまもる」で示されたように、介護者の負担軽減と本人の自立の側面があります。一般的には、自立の促進ばかりが注目されますが、介護者の負担軽減は、介護の質の確保・向上に通じ、非常に重要な側面です。

　もう1つの側面は、高齢者向け、障害者向け（身体障害者（児）、知的障害者（児）、精神障害者、難病患者など）、けが人向け（労災事故で受傷した者）など、対象者別になっていることです。高齢者向けの代表は、「介護保険制度」です。障害者向けは、障害者総合支援法の「補装具費支給制度」や市町村が行う地域生活支援事業の必須事業である「日常生活用具給付等事業」です。また、傷害については、労働者災害補償保険法の「義肢等補装具費の支給制度」です。

　以下、これらに関する制度をみていくことにします。

1　介護保険制度

(1)（介護予防）福祉用具貸与

　対象となる福祉用具を表1-5に示します。実際の福祉用具の種類がすべて示されているわけではありません。たとえば、特殊寝台付属品にはスライディングボードや介助ベルトなどが含まれますし、移動用リフト（つり具の部分を除く）には、昇降式の（座）いすや段差解消機、可搬型階段昇降機なども含まれます。

　また、取り付けに住宅改修工事を伴わず、賃貸住宅の居住者でも一般的に利用に支障のないものが制度の前提になっていますので、工事を伴う天井取り付け型天井走行式リフトやいす式階段昇降機は対象外です。したがって、対象製品が制度対象なのかは、保険者や都道府県に確認する必要があります。

表 1-5 | 厚生労働大臣が定める福祉用具貸与及び介護予防福祉用具貸与に係る福祉用具の種目

(平成 11 年 3 月 31 日 厚生省告示第 93 号、最終改正：平成 24 年 3 月 13 日 厚生労働省告示第 104 号)

1	車いす	自走用標準型車いす、普通型電動車いす又は介助用標準型車いすに限る。
2	車いす付属品	クッション、電動補助装置等であって、車いすと一体的に使用されるものに限る。
3	特殊寝台	サイドレールが取り付けてあるもの又は取り付けることが可能なものであって、次に掲げる機能のいずれかを有するもの 1　背部又は脚部の傾斜角度が調整できる機能 2　床板の高さが無段階に調整できる機能
4	特殊寝台付属品	マットレス、サイドレール等であって、特殊寝台と一体的に使用されるものに限る。
5	床ずれ防止用具	次のいずれかに該当するものに限る。 1　送風装置又は空気圧調整装置を備えた空気マット 2　水等によって減圧による体圧分散効果をもつ全身用のマット
6	体位変換器	空気パッド等を身体の下に挿入することにより、居宅要介護者等の体位を容易に変換できる機能を有するものに限り、体位の保持のみを目的とするものを除く。
7	手すり	取付に際し工事を伴わないものに限る。
8	スロープ	段差解消のためのものであって、取付に際し工事を伴わないものに限る。
9	歩行器	歩行が困難な者の歩行機能を補う機能を有し、移動時に体重を支える構造を有するものであって、次のいずれかに該当するものに限る。 1　車輪を有するものにあっては、体の前及び左右を囲む把手等を有するもの 2　四脚を有するものにあっては、上肢で保持して移動させることが可能なもの
10	歩行補助つえ	松葉づえ、カナディアン・クラッチ、ロフストランド・クラッチ、プラットホームクラッチ及び多点杖に限る。
11	認知症老人徘徊感知機器	介護保険法第 5 条 2（第一項）に規定する認知症である老人が屋外へ出ようとした時等、センサーにより感知し、家族、隣人等へ通報するもの
12	移動用リフト （つり具の部分を除く。）	床走行式、固定式又は据置式であり、かつ、身体をつり上げ又は体重を支える構造を有するものであって、その構造により、自力での移動が困難な者の移動を補助する機能を有するもの（取付けに住宅の改修を伴うものを除く）
13	自動排泄処理装置	尿又は便が自動的に吸引されるものであり、かつ、尿や便の経路となる部分を分割することが可能な構造を有するものであって、居宅要介護者等はその介護を行う者が容易に使用できるもの〔交換可能部品（レシーバー、チューブ、タンク等のうち、尿や便の経路となるものであって、居宅要介護者等又はその介護を行う者が容易に交換できるものをいう）を除く〕。

　なお、可搬型階段昇降機導入に伴う操作習得には、公益財団法人テクノエイド協会の発行する可搬型階段昇降機安全指導員の資格証を取得した福祉用具専門相談員からの指導が制度上義づけられていますので、注意が必要です（他の貸与種目には、このような義務づけはありません）。

（2）特定（介護予防）福祉用具販売

　介護保険制度の福祉用具の給付は、対象者の身体の状況、介護の必要度の変化等に応じて用具の交換ができることなどの考え方から原則貸与によ

表 1-6 厚生労働大臣が定める特定福祉用具販売に係る特定福祉用具の種目及び厚生労働大臣が定める特定介護予防福祉用具販売に係る特定介護予防福祉用具の種目

（平成 11 年 3 月 31 日　厚生省告示第 94 号、最終改正：令和 4 年 3 月 23 日　厚生労働省告示第 80 号）

1	腰掛便座	次のいずれかに該当するものに限る。 1　和式便器の上に置いて腰掛式に変換するもの 2　洋式便器の上に置いて高さを補うもの 3　電動式又はスプリング式で便座から立ち上がる際に補助できる機能を有しているもの 4　便座、バケツ等からなり、移動可能である便器（居室において利用可能であるものに限る）
2	自動排泄処理装置の交換可能部品	尿又は便が自動的に吸引されるもので居宅要介護者等又はその介護を行う者が容易に使用できるもの
3	排泄予測支援機器	膀胱内の状態を感知し、尿量を推定するものであって、排尿の機会を居宅要介護者等又はその介護を行う者に通知するもの
4	入浴補助用具	座位の保持、浴槽への出入り等の入浴に際しての補助を目的とする用具であって次のいずれかに該当するものに限る。 1　入浴用椅子 2　浴槽用手すり 3　浴槽内椅子 4　入浴台 　　浴槽の縁にかけて利用する台であって、浴槽への出入りのためのもの 5　浴室内すのこ 6　浴槽内すのこ 7　入浴用介助ベルト
5	簡易浴槽	空気式又は折りたたみ式等で容易に移動できるものであって、取水又は排水のために工事を伴わないもの
6	移動用リフトのつり具の部分	

ることとされていますが、① 他人が使用したものを再利用することに心理的抵抗感が伴うもの（入浴・排せつ関連用具）や、② 使用により、もとの形態・品質が変化し、再度利用できないもの（つり上げ式リフトのつり具など）については、購入費の対象としています（表 1-6）。ただし、利用限度基準額が、年間 10 万円以内と定められています。

（3）居宅介護住宅改修費および介護予防住宅改修費

　福祉用具と住宅改修は、一見無関係のようにみえますが、西洋文化の中で開発・発展した福祉用具は、その住宅環境と密接に関係しており、これをわが国で導入する場合は、その住宅環境の整備がポイントとなります。たしかに日本式の住宅も以前に比べてバリアフリー化が進んでいますが、在来工法による日本式の住宅の場合、福祉用具導入の前に住環境整備が必要となります。そういう意味において、福祉用具と住宅改修は、密接に関係しているといえるでしょう。

　厚生労働大臣が定める居宅介護住宅改修費および介護予防住宅改修費の支給に係る住宅改修の種類には、以下にものがあります。

6　福祉用具をめぐる制度　29

① 手すりの取り付け

② 段差の解消

③ 滑りの防止および動の円滑化などのための床または通路面の材料の変更

④ 引き戸などへの扉の取り替え

⑤ 洋式便器等への便器の取り替え

⑥ その他前①〜⑤の住宅改修に付帯して必要となる住宅改修

なお、住宅改修費は、償還払い（住宅改修にかかった費用を利用者がいったん全額支払い、その後保険者に申請することで、払い戻しを受けること）で支給されますが、支給限度基準額は原則20万円を1度となっています。

2 障害者総合支援法

(1) 補装具費支給制度

「補装具」とは、「障害者等の身体機能を補完し、又は代替し、かつ、長期間にわたり継続して使用されるものその他の厚生労働省令で定める基準に該当するもの」として、義肢、装具、車いす、その他の厚生労働大臣が定めるものを指しています（表1-7）。

同一の月に購入または修理に要した費用を合計した額から、当該補装具費支給対象者等の家計の負担能力、およびその他の事情をしん酌して、政令で定める額を控除して得た額（補装具費）を支給する制度となっています。なお、利用者負担額は、原則定率1割負担ですが、世帯の所得に応じ、負担上限月額が設定されています。

また、平成30年4月の改正において、補装具の購入、修理に加え、「借受け」という、利用者にとって新たな選択肢が加わりました。座位保持装置構造フレーム、歩行器、座位保持椅子、重度障害者用意思伝達装置（本体）と、義肢、装具、座位保持装置の完成用部品が借受けの対象になります。対象者の要件は、①身体の成長に伴い、短期間で補装具等の交換が必要であると認められる場合、②障害の進行により、補装具の短期間の利用が想定される場合、③補装具の購入に先立ち、複数の補装具等の比較検討が必要であると認められる場合です。なお、利用者負担額は「借受け基準額（一カ月）」から計算します（表1-8）。

(2) 日常生活用具給付等事業

「障害者等の日常生活がより円滑に行われるための用具を給付または貸与することなどにより、福祉の増進に資すること」を目的とした事業です。市町村が行う地域生活支援事業のうち、必須事業の一つとして規定されています（表1-9）。ただし、補装具費支給制度と同じ障害者総合支援法に位置づけされていますが、本事業は市町村の判断により決定するため、実

表 1-7 | 補装具種目一覧　　　　　　　　　　　　　　　　　　　　　（単位：円）

種目	名称
義肢（注）	
装具（注）	
座位保持装置	
盲人安全つえ	普通用（グラスファイバー，木材，軽金属）
	携帯用（グラスファイバー，木材，軽金属）
	身体支持併用
義眼	普通義眼
	特殊義眼
	コンタクト義眼
眼鏡	矯正眼鏡（6D 未満，6D 以上 10D 未満，10D 以上 20D 未満，20D 以上）
	遮光眼鏡（前掛式，6D 未満，6D 以上 10D 未満，10D 以上 20D 未満，20D 以上）
	コンタクトレンズ
	弱視眼鏡（掛けめがね式，焦点調整式）
補聴器	高度難聴用（ポケット型，耳かけ型）
	重度難聴用（ポケット型，耳かけ型）
	耳あな型（レディ，オーダー）
	骨導式（ポケット型，眼鏡型）
*車いす	普通型
	リクライニング式普通型
	ティルト式普通型
	リクライニング・ティルト式普通型
	手動リフト式普通型
	前方大車輪型
	リクライニング式前方大車輪型
	片手駆動型
	リクライニング式片手駆動型
	レバー駆動型
	手押し型（A，B）
	リクライニング式手押し型
	ティルト式手押し型
	リクライニング・ティルト式手押し型

種目	名称	
*電動車いす	普通型（4.5 km/h，6.0 km/h）	
	簡易型（切替式，アシスト式）	
	リクライニング式普通型	
	電動リクライニング式普通型	
	電動リフト式普通型	
	電動ティルト式普通型	
	電動リクライニング・ティルト式普通型	
座位保持椅子（児のみ）		
起立保持具（児のみ）		
*歩行器	六輪型	
	四輪型（腰掛付，腰掛なし）	
	三輪型	
	二輪型	
	固定型	
	交互型	
頭部保持具（児のみ）		
排便補助具（児のみ）		
*歩行補助つえ	松葉づえ	木材（A　普通，B　伸縮）
		軽金属（A　普通，B　伸縮）
	カナディアン・クラッチ	
	ロフストランド・クラッチ	
	多点つえ	
	プラットフォームつえ	
意思伝達装置 重度障害者用	文字等走査入力方式（簡易なもの，簡易な環境制御機能が付加されたもの，高度な環境制御機能が付加されたもの，通信機能が付加されたもの）	
	生体現象方式	

（注）義肢・装具の耐用年数について、18 歳未満の児童の場合は、成長に合わせて 4 カ月〜1 年 6 カ月の使用年数となっている。

＊：介護保険貸与の検討あり

表 1-8 想定される対象者の要件

場合	種目・品目	想定される対象者の要件	借受け期間
身体の成長に伴い、短期間で補装具等の交換が必要である	・座位保持装置構造フレーム ・歩行器 ・座位保持椅子	成長に伴い体格の変化が著しく、種目の耐用年数の期間にわたり継続して利用できないことが想定される児童	原則１年まで、最長３年
障害の進行により、補装具の短期間の利用が想定される	・重度障害者用意思伝達装置（本体）	障害の進行に伴い、名称・基本構造の変更、短期間の使用が想定される者 言語発達の成長に合わせて名称・基本構造の変更が想定される児童	原則１年まで、最長３年
補装具の購入に先立ち、複数の補装具等の比較検討が必要である	義肢、装具、座位保持装置の完成用部品	複数の部品を比較検討し、使用可能なのか、使用効果があるのかなどの検討が必要な者	数カ月〜１年

（文献 1 より筆者作成）

施の有無、対象の福祉用具（種目は厚生労働省告示第 529 号で指定）、給付費の上限額、給付事務の流れ等は、市町村により異なっています。

3 義肢等補装具費の支給制度（労働者災害補償保険法）

仕事中や通勤途中で、けがや病気になり、そのために体の一部を失ったり、障害が残った方に対して、労災保険では、社会生活への復帰を支援するための制度（社会復帰促進等事業）として、義肢等補装具の購入費用や修理費用を支給しています。支給種目は**表 1-10** のとおりです。

補装具費支給制度と似ていますので、実際に契約する福祉用具取扱い事業者が大きく異なることはありませんが、補装具費支給制度との違いは、根拠法が労働者災害補償保険法だということと、そのため申請先が地方労働局だということです。

4 その他

そのほかには、地方自治体独自の制度があります。代表的なものには「おむつの給付」があります。

また、大都市圏の自治体では、いす式階段昇降機や天井走行式リフト、段差解消機（昇降行程の高いもの）など介護保険制度では扱っていない項目が、住宅改造（「住宅設備」など、名称はさまざま）の項目の中にありますので、市町村に確認してみましょう。

表 1-9 | 日常生活用具給付等事業の概要

種目	用具の用途及び形状	参考例	対象者
介護・訓練支援用具	特殊寝台、特殊マットその他の障害者等の身体介護を支援する用具並びに障害児が訓練に用いるいす等のうち、障害者等及び介助者が容易に使用できるものであって、実用性のあるもの	特殊寝台	下肢又は体幹機能障害
		特殊マット	
		特殊尿器	
		入浴担架	
		体位変換器	
		移動用リフト	
		訓練いす（児のみ）	
		訓練用ベッド（児のみ）	
自立生活支援用具	入浴補助用具、聴覚障害者用屋内信号装置その他の障害者等の入浴、食事、移動等の自立生活を支援する用具のうち、障害者等が容易に使用することができるものであって、実用性のあるもの	入浴補助用具	下肢又は体幹機能障害
		便器	
		頭部保護帽	平衡機能又は下肢もしくは体幹機能障害
		Ｔ字状・棒状のつえ	
		歩行支援用具→移動・移乗支援用具（名称変更）	
		特殊便器	上肢障害
		火災警報機	障害種別に関わらず火災発生の感知・避難が困難
		自動消火器	
		電磁調理器	視覚障害
		歩行時間延長信号機用小型送信機	
		聴覚障害者用屋内信号装置	聴覚障害
在宅療養等支援用具	電気式たん吸引器、盲人用体温計その他の障害者等の在宅療養等を支援する用具のうち、障害者等が容易に使用することができるものであって、実用性のあるもの	透析液加温器	腎臓機能障害等
		ネブライザー（吸入器）	呼吸器機能障害等
		電気式たん吸引器	呼吸器機能障害等
		酸素ボンベ運搬車	在宅酸素療法者
		盲人用体温計（音声式）	視覚障害
		盲人用体重計	
情報・意思疎通支援用具	点字器、人工喉頭その他の障害者等の情報収集、情報伝達、意思疎通等を支援する用具のうち、障害者等が容易に使用することができるものであって、実用性のあるもの	携帯用会話補助装置	音声言語機能障害
		情報・通信支援用具（注）	上肢機能障害又は視覚障害
		点字ディスプレイ	盲ろう、視覚障害
		点字器	視覚障害
		点字タイプライター	
		視覚障害用ポータブルレコーダー	
		視覚障害用活字文書読上げ装置	
		視覚障害用拡大読書器	
		盲人用時計	
		聴覚障害用通信装置	聴覚障害
		聴覚障害用情報受信装置	
		人工喉頭	喉頭摘出者
		福祉電話（貸与）	聴覚障害又は外出困難
		ファックス（貸与）	聴覚又は音声機能若しくは言語機能障害で、電話では意思疎通困難
		視覚障害者用ワードプロセッサー（共同利用）	視覚障害
		点字図書	
排泄管理支援用具	ストーマ装具その他の障害者等の排泄管理を支援する用具及び衛生用品のうち、障害者等が容易に使用することができるものであって、実用性のあるもの	ストーマ装具（ストーマ用品、洗腸用具）	ストーマ造設者
		紙おむつ等（紙おむつ、サラシ・ガーゼ等衛生用品）	高度の排便機能障害者、脳原性運動機能障害かつ意思表示困難者
		収尿器	
居宅生活動作補助用具	居宅生活動作補助用具 障害者等の居宅生活動作等を円滑にする用具であって、設置に小規模な住宅改修を伴うもの	住宅改修費	下肢、体幹機能障害又は乳幼児期非進行性脳病変

注）情報・通信支援用具とは、障害者向けのパーソナルコンピュータ周辺機器や、アプリケーションソフトをいう。

（厚生労働省のホームページより筆者作成）

6 福祉用具をめぐる制度 33

表 1-10 | 義肢等補装具支給種目

支給種目	症状照会	装着訓練等	採型指導
1-1 義肢			○
1-2 筋電電動義手		○	○
2 上肢装具および下肢装具			○
3 体幹装具			○
4 座位保持装置			○
5 盲人安全つえ			
6 義眼			
7 眼鏡（コンタクトレンズを含む）	○（コンタクトレンズのみ）		
8 点字器			
9 補聴器			
10 人工喉頭			
11 車いす			○
12 電動車いす			○
13 歩行車			
14 収尿器			
15 ストーマ用装具	○（新規のみ）		
16 歩行補助つえ			
17 かつら			
18 浣腸器付排便剤	○（新規または銘柄・用量変更の場合）		
19 床ずれ防止用敷ふとん			
20 介助用リフター（電動式を含む）			
21 フローテーションパッド（車いす・電動車いす用）			
22 ギャッチベッド			
23 重度障害者用意思伝達装置	○（新規のみ）		

○印は、支給のために必要な実施項目

●引用文献

1) 公益財団法人テクノエイド協会：補装具費支給事務ガイドブック．平成 30 年．2018.

参考文献

・公益財団法人テクノエイド協会ホームページ＜http://www.techno-aids.or.jp/＞
・厚生労働省ホームページ
・公益財団法人テクノエイド協会：リフトリーダー養成研修テキスト：六訂版．令和 3 年．2021.

2章

臥位を支えて
楽に動ける環境整備

1 臥位の基礎知識

2 ベッドと付属品

3 マットレス

4 ポジショニングピロー

5 摩擦軽減用具

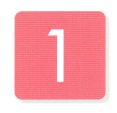

1 臥位の基礎知識

1 姿勢をサポートし生活を支える

(1) 姿勢の重要性と私たちのかかわりを見直そう

「姿勢を保つ（姿勢保持）」という活動は、生まれた時から最期まで、呼吸と同じように常に行われ続けます。姿勢保持はさまざまな活動の基盤となり、たとえば姿勢は呼吸のしやすさに影響を及ぼします。ところが、呼吸そのものように生命維持に直結はしないこともあり、姿勢の重要性は見落とされがちです。変化の小さな動きで、意識せずともバランスを保っているということも、姿勢への積極的な関与を遅らせてしまう理由なのかもしれません。

ケアを必要とする人の多くが、姿勢保持、離床も含めた姿勢変換への介助や支援をいずれかの時点で必要とします。いつからどのように介助や支援を始めるのか、福祉用具をどのように導入するのかあるいはしないのか、かかわっている私たちが決めていることも多いのです。脳血管障害や肺炎、骨折のように、急激に身体状況が変化し、それをきっかけに姿勢を保つことや姿勢を変えることが困難になった場合は、支援の導入や見直しにつながりやすいでしょう。しかしタイミングを逃しやすいのは、加齢に伴う筋力低下、あるいは筋緊張の亢進など、小さな変化が積み重なり、徐々に姿勢保持、姿勢変換が難しくなっている場合です。日々、その姿を見ていながらも、変化に気がつけず、いつのまにか、状態が悪化していることも少なくないのではないでしょうか。また、一度導入された福祉用具、介助の仕方、生活パターンが、本人の状態が変化していても見直されないままになっていたりはしないでしょうか（図2-1）。

介護度の高い人ほど、私たちのかかわりが大きな影響を及ぼします。今、目の前にいる人の姿勢や機能は、ある意味、私たちのこれまでのかかわりを結果として表していて、かかわり方を見直したことで状態が改善されることも多く経験してきました（p.75「4 ポジショニングピロー」事例・参照）。日々のかかわりの中で、拘縮や変形を起こしている方を多く目にしていると、それは障害や加齢に伴う機能や構造の問題として、仕方がないことのように錯覚してしまいがちです。しかし多くの問題は二次的なものであり、不十分または不適切なサポート、介入の遅れなどによって引き起こされた結果ではないでしょうか。ポジショニングやシーティングなどの積

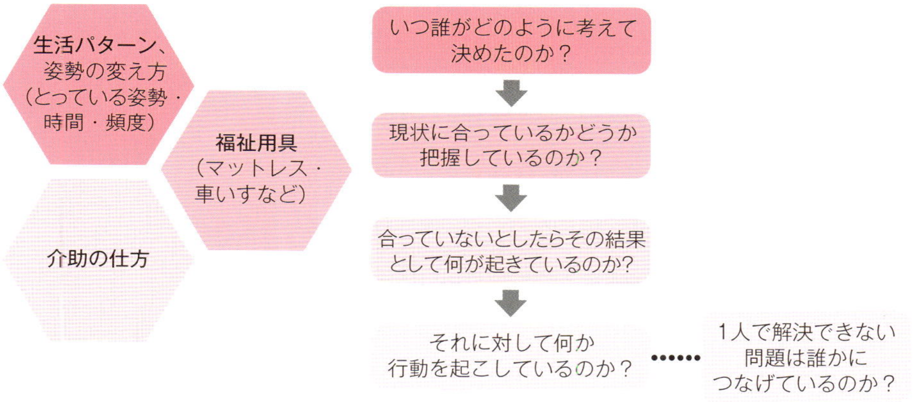

生活パターン、姿勢の変え方（とっている姿勢・時間・頻度）

福祉用具（マットレス・車いすなど）

介助の仕方

いつ誰がどのように考えて決めたのか？

↓

現状に合っているかどうか把握しているのか？

↓

合っていないとしたらその結果として何が起きているのか？

↓

それに対して何か行動を起こしているのか？・・・・・・1人で解決できない問題は誰かにつなげているのか？

図 2-1 | 各専門職がかかわっていながらチーム全体で見落としがちな視点 （文献 1 より）

極的な姿勢のサポートの導入がまだなされていなくても、結果的に「そうしていないこと」を選んでいるのはかかわっている私たちであり、「姿勢への関与」は無意識のうちにすでに始まっているのです。

（2） 姿勢そのものの把握

　問題が起きてから介入したり、悪化してから改善しようとするのではなく、二次的な問題を起こさずによりよい状態を長く維持するために予防的なかかわりができるよう、姿勢の理解を深め、より適切な支援につなげていきましょう。

　姿勢を把握する指標として、① 身体の部位同士の位置関係と、② 重さのかかり方の両方を必ず確認します。

1） 部位同士の位置関係を把握する

　身体の中心である頭、胸郭、骨盤、そして、両腕、両脚と大きく7つに分けた部位同士（図 2-2）の位置関係（構え）が変わると、姿勢は変化します。位置関係の変化により部位同士の重さのバランスのとりやすさは変わり、同時にその重さが支持面にどのようにかかるのか、重さのかかる場所と方向が変わることを写真 2-1 で見てみましょう。

◆少なくとも二方向から見る

　位置関係は前後（屈曲/伸展）、左右（側屈）、ねじれ（回旋）の組み合わせにより、関係性を変えていきます。身体を立体的に捉えるためには少なくとも二方向から見る必要があります。その一例として、ベッドサイドと足側からの見え方の違いを写真 2-2 に示します。

◆身体の目印（ランドマーク）を使う

　位置関係を確認するうえで、身体の目印（ランドマーク）を使用すると把握しやすく、チーム内での評価の共有や伝達を容易にします（図 2-3）。

◆つながりを把握する

　脚の重さは骨盤の位置に影響します。同様に腕と胸郭、背骨でつながっ

1　臥位の基礎知識　37

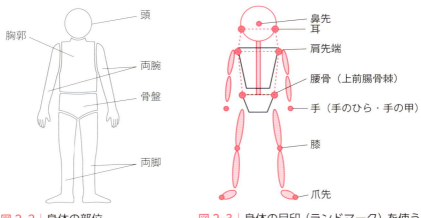

図 2-2 ｜ 身体の部位

図 2-3 ｜ 身体の目印（ランドマーク）を使う
（文献4より）

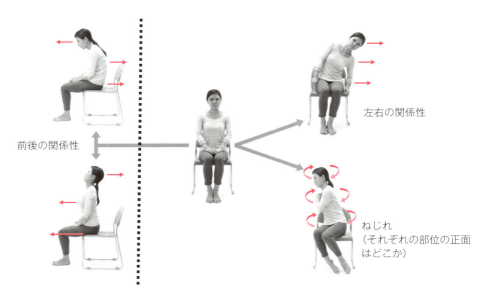

前後の関係性

左右の関係性

ねじれ
（それぞれの部位の正面はどこか）

バランスのとりやすさ、重さのかかり方（場所・力の方向）の変化を体感しましょう
写真 2-1 ｜ 部位同士の位置関係を把握する
（文献2より改変）

ている頭と胸郭と骨盤など、部位同士の重さは相互に影響し合っています。「気になる部位」があったら、その「きっかけにつながっている部位」へと、見方を広げていきましょう。起きている問題の理解を深め、さらに今後何が起こり得るのか、予測をして予防を可能にするためにも、個々の部位の位置だけではなく、部位同士の位置関係を把握します（写真 2-3）。

2）重さのかかり方を確認する

身体が支持面に接していても、重さは均等にかかっているわけではありません。部位同士の位置関係や筋緊張によっても重さのかかり方は変化します。憶測にとどめず、自分の手で実際に確認しましょう（写真 2-4）。

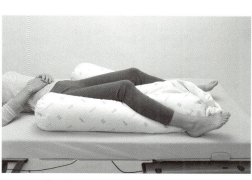
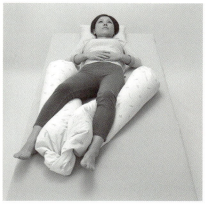

ベッドの横からは見えない骨盤と両脚の位置関係を足元から把握する

写真 2-2 ベッドサイドからは見えていない位置関係　　　　　　　　　　　（文献3より）

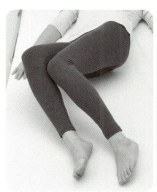
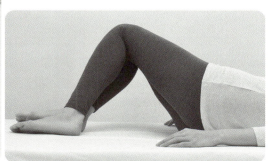

傾いている脚が気になったら、その先の骨盤がねじれていないかどうかを確認していくと、骨盤が大きくねじれる前に気づくことができる

写真 2-3 部位同士のつながりを把握する　　　　　　　　　　　　　　　（文献5より）

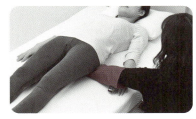
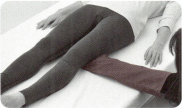
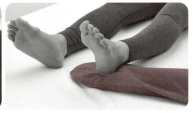

身体の下に手を入れて重さのかかり方を比較する（スライディンググローブ使用）

写真 2-4 重さのかかり方を確認する　　　　　　　　　　　　　　　　　（文献6より）

3）姿勢の変化を把握する

　選択した結果がどんな変化につながっているのか、現状に合っているのかどうかを把握していくためにも、具体的な評価指標を決めて、導入前および導入時の状況確認と、継続的な見直しが重要です。

1　臥位の基礎知識　39

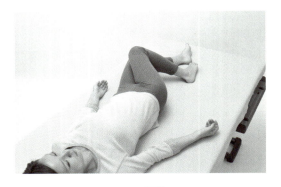

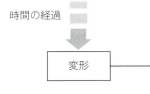

図 2-4 ｜ 姿勢保持が困難な場合に起こり得る問題　　　　　　　　　　　　　　（文献 7 より改変）

(3) 問題を把握する

　姿勢保持が難しい状態にありながら、適切なサポートが提供されていないと、自らバランスをとるために過度な努力を要し、過剰な筋緊張を招きます。また力が十分に出せない状況にあれば、身体は重力によって支持面に向かって倒れ、傾き、ねじれが生じます。傾きやねじれは視覚的にも捉えやすいため、そこから姿勢保持がうまくいっていないことに気づくことも多いでしょう。過度な筋緊張や傾きやねじれは、その結果として身体面・生活面にさまざまな二次的な問題を引き起こしていきます（図 2-4）。

　介助者のかかわりは、その時々に行われる移動や食事、更衣の介助など、ある特定の活動に焦点があたりがちです。しかし、呼吸や認知などの活動は同時進行で行われています。したがって、姿勢は、その時に行っているすべての活動に影響を及ぼします。

　姿勢への積極的な介入は、その時、行われるすべての活動を支えることになりますが、姿勢が原因で二次的な問題が生じているのならば、気づいている問題のほかにも、身体面、生活面で別の問題が起きているかもしれません（図 2-5）。姿勢のサポートを導入した際に、最初に変化が見えるのは必ずしも気になっている問題とは限らないので、変化を理解するためにも、姿勢が原因で起きている問題をできるだけ把握するようにします。

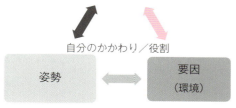

図 2-5 | 適切なサポートのために把握しておきたい関係性

表 2-1 | 姿勢に影響する要因

マイナス要因/プラス要因は？
●それぞれの姿勢：重力/時間、福祉用具
●一日の中でとっている姿勢の配分
●姿勢を変える時の介助の仕方（動きの方向）
●その他の環境要因（テレビや出入り口の位置）

表 2-2 | 姿勢の変え方の見直し案

24 時間で考える
●その姿勢をとるタイミングを変える 　（姿勢を変えやすい時間帯）
●その姿勢をとる時間の長さ×頻度を変える 　→1 回の時間を短く、頻度を増やすことで、1 日の中でその姿勢をとる時間を変えずに重力の影響を変える
●今、とれていない姿勢に重力がプラスに働く姿勢はないかを検討 　（姿勢のバリエーションを増やす）

（4）要因を把握する

　筋力低下などの身体状況以外に、姿勢保持の困難さに影響している要因について考えます（図 2-5）。マイナスに働いていることは気づけていないことも多いので、気づくための視点を増やす必要があります。その一例を表 2-1 に示します。

（5）24 時間で考え、姿勢のサポートを見直す

　身体には常に重力がかかり続けており、重力よりも大きな力を出せなければ、身体の傾き、ねじれは助長されてしまいます。問題を悪化させるように重力が働く姿勢になったままで過ごす時間が長いほど、その状態は悪化してしまいます。姿勢を変えることで、重力を傾きやねじれを助長する力から、改善方向に働く力、あるいは悪化も改善もしない方向に働く力にすることが可能となります。まずは一日の中でどのように姿勢をとっているのかを把握し、今起きている問題に対する重力の影響を考え、その姿勢をとっている時間の割合を考えてみましょう（表 2-2）。たとえば、座位で気になる問題の原因は座位にあるとは限りません。その人のとっているすべての姿勢を把握することが重要です。

　一度提供された介助と選んだ福祉用具によってもたらされた状況は、次に姿勢を変えるまで影響を与え続けます。姿勢をサポートすることは、介入されていない時間をつなぎ、24 時間、毎日の生活を支える具体的な手段となるのです。

2 臥位の理解を深める

（1）臥位の特性

　姿勢は、身体の部位同士の位置関係（構え）が変わると変化しますが、空間の中の位置関係（体位）の違いによっても変化します。空間の中の位置関係が変わると、「身体と重力との関係性」と「身体と支持面との関係性」が変化します。

　重力にあらがい、空間の中で身体を垂直に起こしている座位および立位に対し、臥位は身体が水平に置かれた姿勢です。頭、胸郭、骨盤、両腕、両脚と、すべての身体の部位が支持面に接していて重心も低い臥位は、より安定した姿勢となります。活動しやすい座位や立位に対し、休息に適した姿勢ともいえます。しかし、体重移動が量的・質的に十分でない場合は、同一部位への体圧の集中や、ずれによる褥瘡のリスクが存在します。横になること＝楽という印象をもちがちですが、より安定した状態をつくれているのかどうかは、環境としての福祉用具の選択と使い方が問われるところです。

　臥位姿勢の範囲は幅広く、①仰臥位から②側臥位、③腹臥位と身体の向きを変えていく中で、重力と支持面との関係性を変え、それによって、身体を支える部位と動きやすい部位、得られる自己と外界の情報も変化していきます。

（2）仰臥位

　臥位の中でも最も支持基底面を広くとることができるのが仰臥位です。頭、胸郭、骨盤、両腕、両脚と７つの部位すべてが直接、支持面に接していますが、身体は平面ではなく凹凸を描いているので、しっかり接しているところと浮いているところがあります。接している面への重さのかかり方は、均等ではありません。スライディンググローブ*などで重さのかかり方を確認すると、頭の重さは後頭部、胸郭の重さは肩甲骨あたりかやや下、骨盤の重さは仙骨部、脚の重さは踵により多くかかってきます。腕はほとんど重さがかかっていないか、人によっては多少、肘にかかっていることもあります。この状態は、寝ているマットレスによっても変化します。

　また円背や屈曲拘縮などがある人では、重さのかかり方がより狭く、偏るようになり、重さの偏りが強くなるほど、マットレスの影響を大きく受けるようになります。重さが集中する部分は、マットレスが硬ければより圧迫され、やわらかいほど沈み込んでいきます。必要以上にやわらかすぎるマットレスでは、部分的な沈み込みだけでなく、身体の屈曲傾向を助長してしまいます。ベッドサイドから目線を下げて、身体と水平になる高さから身体の部位同士の位置関係を見て、ある程度その状態を把握したうえで、重さのかかり方を確認します。極度に沈み込んでいる部位がないかど

* 「2章5節」参照

うか、あるいはマットレス上で、沈み込んだり傾いたりしている身体のバランスをとるために押し付けている部位がないかどうか、すべての身体の部位の下に手を入れて確認してみましょう。臥位姿勢をサポートするポジショニングでは、ピローを考える前に、

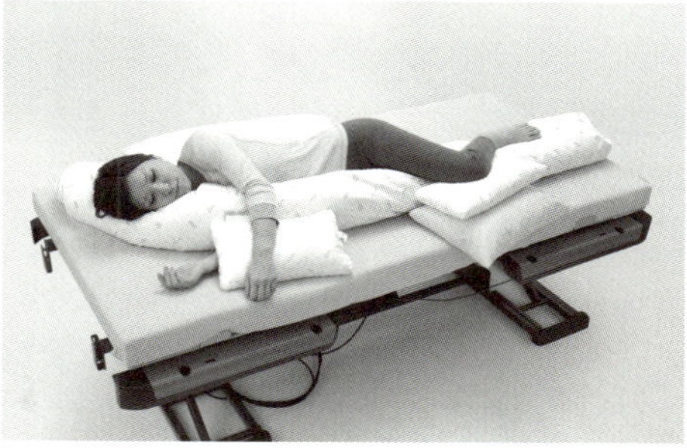

写真 2-5 | 半腹臥位　　　　（文献8より）

まず見直したいのは、最も広く身体を支える面を提供しているマットレスです。

　仰臥位には、身体の後方の空間がマットレスによって遮られ、視界、呼吸の動きや手足の動ける範囲が制限されるという特徴もあります。また重力により尖足になりやすく、長く仰臥位で過ごしてきた先天性の障害のある方の胸郭は平たくなりがちです。円背のある人は、サポートがないとやがて自分からは仰臥位では寝られなくなり、側臥位で安定感を得るために身体を丸めて寝ることが多くなります。早めにポジショニングを導入し、ピローを使うことで仰臥位になることができれば、仰臥位は重力が身体を伸ばす方向に働く姿勢になります。介入が遅れ、円背が進むほど、仰臥位をとることは難しくなり、重力と時間を有効に使う機会を失うことになります。

(3) 側臥位

　仰臥位に近い「後ろによりかかった側臥位」から、腹臥位に近く「前によりかかった半腹臥位」（写真 2-5）まで、臥位の中でも最も幅広く、バリエーションに富んだ姿勢が側臥位です。空間の中での位置関係において、下側になる身体の側はマットレスに接し、重さを受けて身体を支える側となるため安定して動きにくく、上側になる腕と脚、胸郭の片側は動く範囲が広がって動かしやすくなる半面、傾きやねじれを起こしやすくなります。

　身体がマットレスに対して水平ではなくなるため、身体の部位同士の位置関係の把握がしづらくなり、問題を見落としやすくなります。ポジショニングをする場合は位置関係を把握するための目印（ランドマーク）を使って、側臥位になった時に生じた頭、胸郭、骨盤の傾きやねじれはそのままにしないようにしましょう（写真 2-6）。

1）真横の側臥位

　サポートなしで横向きに寝る場合、「真横の側臥位」をとり、身体を丸めるかやや前方に身体を倒して、身体を安定させます。最も安定した側臥位のように思えますが、身体は前後に倒れやすい状態でもあり、拘縮の起き

1　臥位の基礎知識　**43**

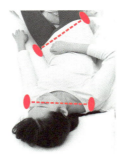
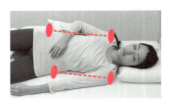

・肩先から肩先のラインおよび腰骨と腰骨のラインを見る

肩のラインは横方向へ倒れているのに対し、腰骨のラインは縦方向に向かっている

・上側の肩と腰骨のラインおよび下側の肩と腰骨のラインを見る

上側の肩と腰骨のラインに対し、下側が詰まっている

写真 2-6 | 目印を使って肩と骨盤の位置関係を見る

（文献9より）

ていない方でも身体を立体的に支えるピローが必要です。また接触面積が側臥位の中でも最も狭く、褥瘡のリスクが高まり、上側の腕の重さで肩は前方に引かれ、胸郭前方への呼吸の動きも妨げられやすくなります。両脚は重なり、閉じているか、ずらしてマットレスに置かれた場合は上側の脚がより内側に入った状態になります。上側の脚の重さを預けるピローが提供されないと、脚はマットレスに重さを預けなくてはならなくなり、その結果として、両脚が閉じるだけでなく、上側の脚の重さが骨盤の片側を引っ張っていきます（**写真 2-7**）。このように寝ている時に骨盤の傾きが起きてしまうと、座った時には片側に傾きやすい状態になってしまいます。

2）後ろによりかかった側臥位

「真横の側臥位」から体圧分散を図ろうとして、「後ろによりかかった側臥位」をとらせ、胸郭と骨盤にピローを提供している状態を多く見かけます。しかし「後ろによりかかった側臥位」では、健常な人でも胸郭と骨盤に加え、上側の脚の重さを預けるためのピローを必要とします。ピローが胸郭と骨盤にしか提供されていない場合、骨盤は前方にある両脚の重さに引っ張られ、後ろによりかかることができていないばかりか、身体にねじれをつくってしまいます（**写真 2-8**）。

「後ろによりかかった側臥位」は、下側の脚は支持基底面を増やすために、ある程度屈曲したほうが安定しますが、上側の脚は伸ばすことが可能です。左右対称でなくても安定しますし違和感も少ないですが、この体勢で止まることはできない寝返りの途中の姿勢でもあり、支えるピローがあるからこそ可能となる姿勢です。

3）半腹臥位

ベッド上でも車いす上でも、ほとんどの時間は後ろによりかかっています。「真横の側臥位」を越えて、前方によりかかれる半腹臥位で過ごす時間

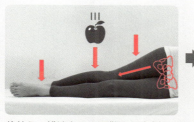 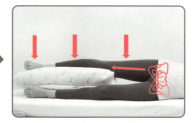

着替え・排泄ケアの困難さ、上側の脚部への圧集中

立体的に支えることで二次的な問題は予防できる

仰臥位になると

座位では

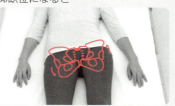 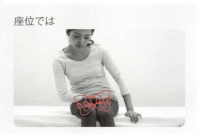

- 側臥位で上側の脚に支えがないと重力がマイナス要因となり、脚の重さに引っ張られ、やがて骨盤が傾いていく
- その状態で座位になると骨盤の傾きから身体が片側に傾きやすくなり、骨盤の片側への圧の集中（床ずれのリスク）、呼吸、嚥下、その他の活動のしにくさへとつながっていく
- それらを予防するために、立体的なサポートを提供する

気になる問題が起きている姿勢だけでなく、他の場面で起こり得る問題を予測できるように姿勢の理解を深めていく

写真 2-7 | 側臥位で起きやすい問題 （文献 10 より）

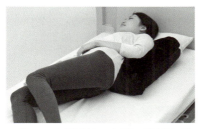

背中の枕が胸郭部だけをサポートしていて、骨盤、上側の脚はサポートされていない。
側臥位では身体の位置関係が把握しづらいため、問題がないように見える。この身体の部位の位置関係（特に胸郭・骨盤・両脚）を仰臥位で見てみると、両脚が右に倒れて身体にねじれが生じていることがわかる。

写真 2-8 | 側臥位で上側の脚がサポートされていない状態 （文献 11 より）

をつくることで、身体を支える部位が変わり、それに伴い、筋緊張も変化します。半腹臥位は、排痰がしやすい姿勢でもあります。

「後ろによりかかった側臥位」では、胸郭と骨盤で身体を支えていますが、腹臥位に近くなるほど、腕や脚で身体を支えるようになり、胸郭、骨盤は動かしやすくなります。半腹臥位の姿勢で背部にもピローを提供しておくと、仰臥位から寝返りをうつよりも少ない力で、身体を後方、前方に動かすことが可能になります。

特に配慮が必要となるのは、下側になった肩です。より重さがかかっていくため、肩の可動域や重さのかかり方を確認しながら、一度に身体を前方に傾けるのではなく、徐々に前によりかかる姿勢に慣れていくためのプ

ロセスを踏んだほうがよいでしょう。

(4) 座位への準備

　臥位で過ごす間に股関節や膝関節が曲がりすぎたり、曲がらなくなったり、あるいは尖足になってしまうと、いざ座ろうと思った時にうまく座れなくなってしまいます。脚の問題だけでなく、ベッド上で円背が進んだり、骨盤が傾いたりもします。このように、寝ている姿勢は座った時の姿勢に反映されます。ベッド上で座りにくい身体をつくらないようにしたいものです。

　座位は、臥位以上に重力の影響を受けるため、身体の傾きやねじれが生じやすい姿勢です。座位そのもののサポートを考えることもとても重要ですが、重力のかかり方の違う臥位でのポジショニングに取り組んだ結果、座った姿勢が改善して傾かなくなることがあります。

(5) 大きな体位変換・小さな体位変換

　仰臥位から側臥位、腹臥位というように、身体の向きを大きく変えて圧迫から解放する従来の「大きな体位変換」に対して、小さいピローなどを用いて小さく体重を移す方法があります。これを「小さな体位変換」といい、接触面を変えないまま圧の配分を変えていきます（図2-6）。これらを応用して、少しずつピローを抜き、小さく体重移動させながら徐々に体位を変えていくことも可能です（写真2-9）。

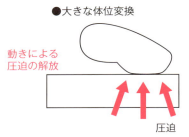 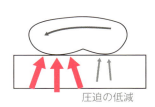

図2-6 | 大きな体位変換・小さな体位変換　　　　　（文献12より改変）

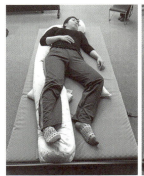 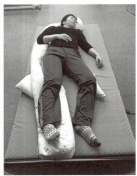 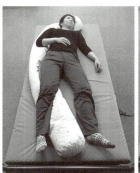 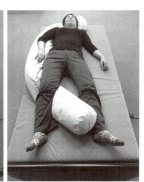

ピローを下側から少しずつ引き、支えの高さを変えながら、姿勢を変えていく
写真2-9 | 側臥位から徐々に仰臥位へ　　　　　　　　　（写真撮影：伊藤亮子）

表2-3 小さな体位変換のメリットとデメリット

メリット
・受け入れやすさ：痛みのある方/過敏な方/筋緊張の高い方
・介助する側/介助される側、双方の負担が少ない
・感覚刺激　→　筋緊張への影響
・拘縮予防/呼吸への影響
・部分的にでも本人が力を出せる機会　→　身体感覚/自己認識
・視野が変化→　情報量の変化・気分転換

デメリット
・圧を低減するが 　大きな体位変換の代わりにはならない

　「小さな体位変換」は、ドイツの障害児教育コンセプトをもとにして感覚にアプローチする技術として考案されたものですが、褥瘡予防の効果も認められています。「大きな体位変換」の代わりにはなりませんが、痛みのある人や過敏な人、ご家族では大きな体位変換が難しい場合の補助として、寝ている間に日頃行っているもぞもぞと体重のかかる場所を変えるような動きをサポートします（表2-3）。本人の状態やサポート体制に合わせて、お互いの負担を軽減しながらも小さな体重移動を可能にします。

引用文献

1）川越正平編著：在宅医療バイブル第2版．日本医事新報社：2018．p.284.
2）伊藤亮子監修：快適な姿勢をサポートするポジショニングコンパクトガイド：動きを支援する環境づくりのために　実技編．ケープ：2015．p.5.
3）前掲書2）．p.18.
4）前掲書2）．p.3.
5）伊藤亮子監修：快適な姿勢をサポートするポジショニングコンパクトガイド：動きを支援する環境づくりのために　コンセプト＆実践ポイント．ケープ：2016．p.15.
6）前掲書5）．p.16.
7）前掲書2）．p.12.
8）前掲書2）．p.36.
9）前掲書5）．p.29.
10）前掲書5）．p.20.
11）前掲書5）．p.27.
12）在宅における体位変換を考える．ケープハート．2016；26号．

参考文献

・Mikrolagerung– Eine unterstützende Maßnahme zur Prävention von Sekundärerkrankungen (2011), Institut für Innovationen im Gesundheitswesen und angewandte Pflegeforschung e. V. ＜http://www.thomashilfen.de/dokumente/pi3/739-pi-mikrolagerung/file?force-download=1＞
・伊藤亮子監修：快適な姿勢をサポートするポジショニングコンパクトガイド：動きを支援する環境づくりのために　導入編．ケープ：2021．＜https://www.cape.co.jp/wpMgr/wp-content/uploads/kihon_positioning.pdf＞
・伊藤亮子監修：快適な姿勢をサポートするポジショニングコンパクトガイド：動きを支援する環境づくりのために　実践編．ケープ：2021．＜https://www.cape.co.jp/wpMgr/wp-content/uploads/kihon_positioning_jitugi.pdf＞

2 ベッドと付属品

1 ベッドの問題点と利点

(1) ベッドの定義

＊「1章1節（1）福祉用具とは」参照

　ベッドを、福祉用具の分類コード CCTA95＊ で見てみましょう。大分類では「家具・建具、建設設備」に属し、中分類では、「テーブル」「照明器具」「椅子、座位保持装置」の次に「ベッド」として登場します。そしてその小分類に、「身体の肢位を調整する機構の無いもの（Beds and bed boards, non-adjustable body position）」と「機構のあるもの」「機構が電動のもの（Powered adjustment of body position）」「昇降機構（Bed lifts）」というベッドの構造が示され、その後、付属品となっています。

　本章では、「肢位を調整する機構」を"背上げ"、「昇降機構」を"昇降"と呼び、背上げと昇降がともに「電動」で、ベッド柵などの「付属品」を装填できる構造をもつものを"ベッド"と定義します。制度上の用語である「特殊寝台」は、"利用者が必要に応じた姿勢をとることができるベッド"と定義されています。

(2) ベッドの導入がもたらす問題点

　ベッドは在宅療養では必需品と考えられるようになっており、多くの利点をもっています。しかしだからこそ、導入前にも後にも、ベッドがもたらす問題について考えてみましょう。

　「部屋が狭くなる・掃除がしにくい・畳が痛む」「布団や本人が落ちる・怖い」は、よくある懸念でしょう。「寒い」「手足移動ができない」「隣に寝たまま行っていたケアができない」「これまでどおり夫婦一緒の布団で休みたい」といった課題もあります。布団なら「収納」でき、「日当たりや介護者の居場所に合わせて移動」もできます。昼間は布団をしまい、病が癒えると「床上げ」をしていた、日本の流儀が失われる一面もあります。

　細かく目配りをしながら対処を検討し、ベッドの導入の是非を考えてみるプロセスを踏みましょう。

(3) ベッドの導入がもたらす問題点の対処法

　高さの問題は、超低床ベッド（**写真 2-10**）の導入で解消することもあるでしょう。マットレスに背上げ機構を組み込んだベッド（**写真 2-11**）や

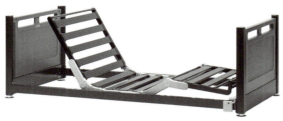

（写真提供：フランスベッド株式会社）

写真 2-10｜超低床ベッド

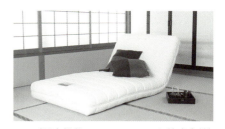

（写真提供：フランスベッド株式会社）

写真 2-11｜マットレスに背上げ機構を組み込んだベッド

置き手すり[1,2]など、ある程度の代替となる用具もあります。また布団からリフトで移乗し、コンフォート型車いすや電動車いすに座って過ごすという選択もあるでしょう。手足移動で移動してトイレでリフトを使ったり、昇降座椅子で立ち上がって歩行器で移動したケースもありました。しかし、足を下ろすことで可能になる起き上がりや移乗動作、端座位保持、またおむつ交換のように、頻度のある介護動作を布団で行うのは厳しいでしょう。このような点を加味しながらベッドの導入について評価していきます。

（4）ベッドを設置する場所

ベッドの向きや設置する場所は、どちらに起き上がり、どう移乗し、どう移動するのかは、生活空間・活動性・社会性を担保する鍵になります。また窓やテレビの位置、家族の居場所などは姿勢を決定する要因となり、変形・拘縮・褥瘡に影響することがあります。初めからこのような多くの要素を見通すことは難しいので、導入前だけでなく、導入後の評価と再検討を行いましょう。

（5）ベッドの利点を活用するには

ベッドの機能を集約すれば、「床からの高さがある」「背上げ機能がある」「サイドレールが付けられる」の3つになります。3つの機能それぞれが、「負担の少ない介護動作」「起き上がり動作が容易」「端座位がとれる」「立ち上がりが容易」「移乗が容易」につながり、その結果、「移動が容易」という利点も生んでいます（図 2-7）。これらから、ベッドのどの機能をどのように使うと、どんな身体機能が補われ、介護動作がどう変わるかを考えます。同時に、事故のリスクはどこにあるのかも洗い出します。

ベッドの背上げと昇降は、スイッチを押せば動くシンプルなものです

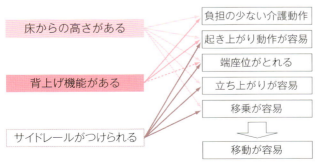

図 2-7｜ベッドの機能と利点

が、指導や練習なしでは活用されないことがあります。ベッドが導入できなくても適切に対処できることと、ベッドの機能をフル活用できることのベースは同じです。そのための一歩として、ベッドの構造と機能を具体的に理解しましょう。

2 ベッドの構造と仕様

図 2-8 に一般的なベッドの構造と名称（メーカーや機種により多少差違があります）を示します。

1）ベースフレーム

ベースフレームはベッド全体を支える部分で、一般的に昇降はしません。テーブルや床走行リフトなど、ベッドの下に脚部を差し込む構造をもつ用具は、ベースフレーム下端高を確認し、使用時はそれらの用具と身体との挟み込み事故を起こさないよう注意します▶。移動用の車輪や高さを上げるための部品を取り付けることができます。

動画 ▶ ch.1

2）駆動部・メインフレーム

ベッドの利点につながる機能である、背上げ・膝上げ・昇降を行う電動モーター（アクチュエーター）を搭載する部分です。いわゆる 2 モーターのベッドでは、背と膝の動きを個別に制御することはできません。頭側と足側を別のモーターで動かして傾斜をつけ、背上げ・膝上げと組み合わせて端座位に近づくようにしているものもあります。

3）床板（背板、鋼板、ボトム）

床板は、背部、大腿部、下腿部の 3 枚を基本に、骨盤部を加えたもの、背部を分割したものなどがあります。近年、褥瘡に影響を及ぼす背上げ時の圧迫やずれを小さくすることを目的として、背部に伸縮構造や後方に引くオフセット機構を備えた製品が多く市場に出ています。膝上げ時の姿勢に影響する大腿部の床板の長さを調整できる製品もあります。

床板の幅は 83〜85 cm の製品が主流ですが、90 cm 以上の幅をもつ製品も増えつつあります。床板の幅選択においては、身体寸法とともに、水平移動や寝返り等の起居動作の補助と介助への影響を個別に検討することが大切です。単純に幅を広くすると、介護者の前屈を強めて不良姿勢を招いたり、端座位になる際に足が下ろしにくくなるなどの問題が起きることがあるので、注意しましょう。

4）ベッド柵取り付けユニット

本人や介護者、車いすがより接近でき、特に座位移乗が容易になるよう、ベッドの中央部にはこのユニットを出さない工夫をしているものもあります。ベッド柵が背上げに連動して動く構造のものでは、背上げ後の側方への倒れ込みや背上げ時の柵との挟まれ防止に有効です。

50　2 章　臥位を支えて楽に動ける環境整備

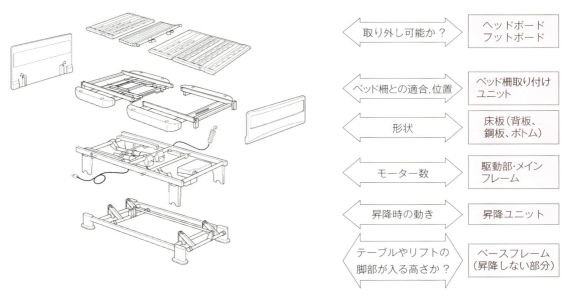

図 2-8 | 一般的なベッドの構造と各部の名称

5）ヘッドボード・フットボード

取り外して、足側、頭側からケアなどを行うことができます。軽くて、つかみやすく、着脱がしやすいものがよいでしょう。手すり代わりに使う場合は、きちんと固定できることが必須となります。

6）手元スイッチ

大きさと押しやすさ、把持や固定のしやすさ、手元までのコードの長さ、表示のわかりやすさなど、使い勝手のよさは自立への鍵を握ります。背上げ角度やベッド高が数字で表示できるものや、操作禁止や速度切り替え等の詳細設定ができるもの、鍵が付いているものなどもあります。

3 ベッドの機能

(1) 昇降機能を活用する

1）本人の場合

低いところからは立ち上がりにくく、高いと楽に立ち上がれるのは日常的に実感しやすいことです。立位からの座りやすさ、ベッドに足を上げる時の容易さも高さによって変わります。原理をよく理解して、どのような場面でどのような高さがその人を助けるか判断し、ベッド柵などの付属品も有効に活用して、フルにベッドの昇降機能を使いましょう。

動画 ▶ ch.1

図 2-9 に、高さの違いが座位姿勢に与える影響を示しました▶。姿勢全体の変化、次いで背部や頭部の変化、そして骨盤、脊柱、下肢の形がどのように変化していくか、荷重が徐々にどう移っていくかを観察してください。また座面の下降での圧変化も同時に見て▶、違いが生じる理由を、解

動画 ▶ ch.3

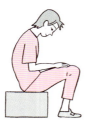
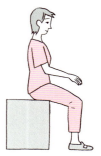

a 低すぎるとき　　b ちょうどよい高さ　　c 高すぎるとき

図 2-9 | ベッドの高さと姿勢

剖学的・運動学的に考えてみましょう。リウマチや筋疾患の方など、一定の高さがなければ立ち上がることができない場合もあります。端座位姿勢の安定性や座位移乗の容易さも、ベッドの高さでずいぶん違ってきます。

2) 介助者の場合

介助者がベッド上でのケアを行う場合は、極力ベッドの高さを上げて前屈姿勢を防ぎます。腰痛対策が徹底している北欧や豪州では、肘の高さまでベッドが上がるのに対し、日本は転落対策のための低床化が進んでいるうえに、大転子まで下げる慣習もいまだに散見されます。前傾は直立の1.5倍、さらに物を持つと2.2倍の負担が腰にかかります。厚労省が腰痛予防を重点課題に据える昨今では、昇降機能を活用するのはもはや義務とさえいえるでしょう。

3) 昇降機構のメカニズム

ベッドの昇降を担う古典的な方式であるクランク機構を図 2-10 に示します。クランク機構とは、モーターの伸縮という直線運動と、リンクという部品の回転運動を変換し合うものです。リンクが回転することで昇降するため、横から見るとベッドは円弧を描きます。中間位ではフットボードが足側に 10 cm 程度変位すること、最低位ではリンクと床面の距離が小さくなることが破損や事故につながることとして覚えておきましょう。

近年、円弧を描かず垂直昇降する機構を採用した機種が増えています。

(2) 背上げ・膝上げ

背上げは、ベッドアップ、頭側挙上などともいいます。"ギャッチアップ"は、術後の早期回復のために背上げできるベッドを開発したアメリカの外科医 Wills D. Gatch（1878-1961）に由来する誤用と思われます。背上げによって、ギャッチ医師が目的とした腹部の緊張緩和や、循環動態の改善を図ることができます。

1) 背上げのメカニズム

背上げ時には圧迫感やずれが発生します。ベッドの構造や動きから、そのメカニズムをきわめてシンプルに解説したのが図 2-11〜14 です。ま

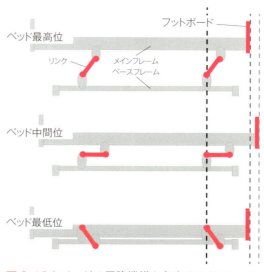

図 2-10 | ベッドの昇降機構と各高さにおける
フットボード位置

ず、マットレスと身体の厚みがあることで、ベッドの回転中心と身体の回転中心が一致しません。そこで背上げを行うと、身体を前に押し出す力（図 2-11　赤い矢印）が発生します。摩擦力が働くと、マットレスに沈み込みながら前後両方向から背板に圧迫されていきます（図 2-12）。また前述した回転軸の不一致により、背上げに伴う身体の上方移動の力も発生します（図 2-13）。やはり摩擦力が働けば、上方移動できず、図 2-14 のように上下方向からも圧迫されることになります。実際には、重力による落下も伴いますし、本人の体格や身体特性、着用している衣服、敷かれているシーツとマットレス類、臥床した位置など、さまざまな要因が関与すると考えられます▶。

動画 ▶ ch.1

じっと動かずに背上げを体験すると、滑らずに挟み込まれた時の圧迫感や突っ張り感がとても強いことがわかります。条件が悪ければ圧迫骨折を招くとさえ思われます。一方で、衣服やシーツの加減で上方に滑ったり、マットレスに沈み込んだりすれば緩和されることもあります。また、足側に下がった臥床位置のまま再度背上げすると、身体が折り曲げられる苦痛を味わったりします。

2）背上げの問題点に対するケア

この圧迫感を事後に解消する、体幹を前方に抱き起こす方法（図 2-15、▶）は、「背抜き」という名称で普及し、背だけでなく骨盤周囲や大腿の圧迫感も取り去ったり、スライディンググローブを用いる方法などに発展しています。これらにより、ずれ力がかかったままの状態は改善されます。

動画 ▶ ch.1

しかし、これらは事後対策です。背上げの前にできるだけ上方に臥床すると、圧迫感を減らすことができます。森らの研究[3]からも、背上げで滑り落ちるくらいのほうが負荷が小さいことが示唆されています。またあらか

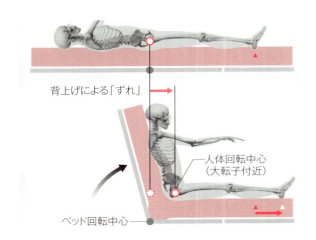

図 2-11 | 背上げ時の前方へのずれ

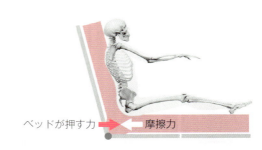

図 2-12 | 前方への圧迫

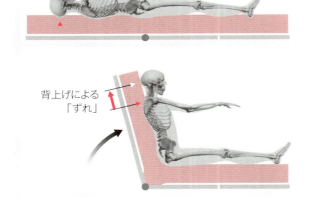

図 2-13 | 背上げ時の上方へのずれ

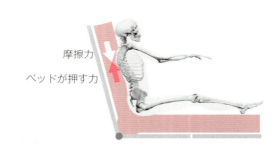

図 2-14 | 上下方向からの圧迫

じめ体幹の下の適切な位置に、スライディングシートを敷くことでも予防ができます。摩擦軽減素材をマットレスに組み込んだ製品も出てきました。

　背上げのケアを行う介助者は、この問題を体験して理解しましょう。脱力して、指先も首も動かさないようにし、スイッチは操作してもらいます。背上げされた後は、介助で煎餅やクッキーなどを食べさせてもらい、次いで水を飲みます。「背抜き」などのケアを受けた後、再び食べて飲んで比較します。背上げが摂食や嚥下に与える影響を実感できます。呼吸や上肢機能との関係も考えられるかもしれません。その後は、目をつぶって背下げ体験を行います。ほとんどの人が、ベッドが0度になる前に水平だと感じ、その後は落下していると錯覚します。この落下感は側臥位になって膝を抱えることで解消されます。背上げ、背抜きが関与する脊柱のアライメントが起こしているものと考えられます。背上げや背下げを分析的に体験し、対処法を学ぶために、異なる臥床位置やスライディングシートの有無での

3）背上げに王道なし

　一般に、よい椅子座位と同じように骨盤が起き、ずれない背上げがよい背上げで、膝を上げればずれは止まると考えられているのではないでしょうか。しかし、背上げ体験の豊富な20人の健常被験者が、各自が最適と思う背上げを実施する基礎研究[4]の結果は違っていました。骨盤角度は平均で35度、最高でも52度と浅く、椅子座位と背上げは別ものであると考えざるを得ませんでした。ずれを止めれば圧迫が増すためか、ずれが少なければよいというわけでもなさそうでした。膝上げをすればずれが止まるという法則は人体の構造を、ずれが小さいほどよいという考え方は体感を、単純化しすぎていたことが強く示唆されました。人間工学は一定程度有用なのでしょうが、人体を物体に置き換えることでの限界の大きさを認識したうえで活用する必要があります。

　何よりも、20人の最適な背上げはバリエーション豊かでした。図2-16は、その結果をクラスター分析という手法で類型化したものです。特に、

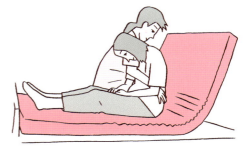

体幹を十分起こしてベッドから離します

図 2-15 ｜ 背上げ後の圧迫感を解消するケアの一例

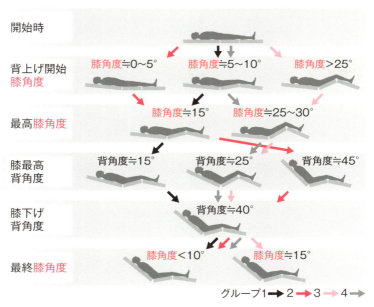

図 2-16 ｜ 20人の被験者が自由に実施した背上げの分析

上から、膝を上げ始める時の背角度、膝を最大に上げた角度、その時の背角度、膝を下げ始める背角度、最終時の膝角度を示しています。あまり膝上げを好まない傾向の群と好む群、半々に分かれました。膝と背の成す角度が95度以下になるのを避けたという点が共通していました。

膝上げの角度と順序に個人差が出ていました。思い込みの原則で背上げをするのではなく、本人の意見を聞き、観察しながら試行錯誤して見つけていくのがよいでしょう。この観点をもって前述した分析的な背上げを体験すれば、膝と背の上げ方を変えると体感はどう変わるか、他の人とはどう違うかを考察しやすくなるでしょう。背上げにおける個々の身体特性の影響は未知の領域です。しかし、背上げのケアを必要としているのは非常に重度な障害をもつ人たちです。少しでもその人にとって最適な背上げを追求することを目的に、体験を深めていきましょう。

(3) 付属品を選ぶ：ベッド柵

1) サイドレール・手すりの構造

以下に、主要な製品の構造を示します（写真 2-12）。

◆ベッドに固定された折りたたみ式のサイドレール（a）

◆取り付けユニットに差し込むサイドレール（b）

a・b をサイドレールと呼び、身体や布団の落下を防ぐ目的で使用します。a はワンタッチで折りたためるため、ベッド柵のない状況が生じません。腰痛予防が徹底している北欧や豪州で普及しており、今後この観点からの見直しが日本でも必要です。b は着脱する際に、ベッド柵のない状況が生じます。4 本で寝台周囲を隙間なく囲む長いものと、端座位になる際の動作を阻害しない短いものがあります。

◆一部が回転し、ねじ等で固定できる手すり（c）

*「4章2」参照

手すりに分類されますが、移動用バー（介助バー）*と呼ぶのが一般的で、寝返り・起き上がり・端座位保持を助け、立ち上がりや移乗動作時に活用できますが、ねじ固定のため着脱に手間がかかります。

◆膝当てがついたタイプの手すり（d）

膝当てがついたタイプでは、前方への滑り落ちを防ぎ、膝を支点にして臀部を浮かすことができる場合があります。

2) ベッド柵に関する事故

近年、病院・施設・在宅において、ベッド柵に関する以下のような事故が発生しています。

・ベッド柵を乗り越えて落下した
・背上げ時に隙間から手足が出ていて挟んだ
・ベッド柵とベッド柵の間に身体を挟んだ

このような事故に対処しながら、身体拘束にも配慮し、ベッド柵のイメージを払拭した製品も登場しています。また、万一転落した際の衝撃を緩和するため床に敷く製品もあります。すべての利用シーンに対応しながら、安全を確保するためには、各製品のリスクの認識と留意が必要となります。メーカー側も、より安全な製品の開発に注力していますので、最新の製品情報を把握していくことがリスクの軽減につながります。

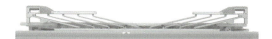
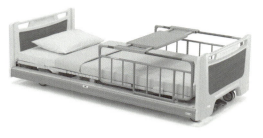

（写真提供：パラマウントベッド株式会社）
a ベッドに固定された折りたたみ式のサイドレール

（写真提供：パラマウントベッド株式会社）
b 取り付けユニットに差し込むサイドレール

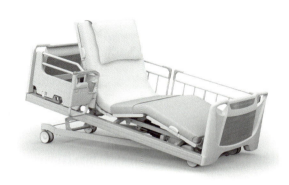
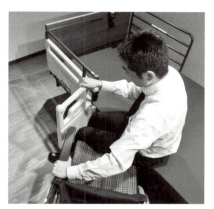

（写真提供：パラマウントベッド株式会社）
c 一部が回転し、ねじ等で固定できる手すり

（写真提供：株式会社プラッツ）
d 膝当てがついた手すり

写真 2-12 | サイドレール・手すり

(4) 付属品を選ぶ：テーブル

主要な製品の構造を示します（**写真 2-13**）。

◆ サイドレール上に置く平板（**写真 2-12・b**）

オーバーテーブルと呼びます。ベッド上の長座位と背上げで使用し、高さ調整ができません。

◆ 脚でベッドをまたぐ構造のテーブル（a）

オーバーベッドテーブルと呼びます。高さ調整が可能で、端座位や車いすでも使用できます。

◆ ベッド下に差し込む構造のテーブル（b）

ベッドサイドテーブルと呼びます。高さ調整が可能で、端座位や車いすでも使用できます。ただし、脚部が本人の足部や車いすのレッグサポートに干渉しないか、選定の際に気をつける必要があります。転倒を防ぐためにブレーキに工夫が施されたものもあります。

◆ 端座位、車いす・椅子で使用するテーブル（c）

作業用テーブルと呼びます。天板の角度が変えられるものや、腹部を面で支えるパッドがついているものがあります。

2 ベッドと付属品 57

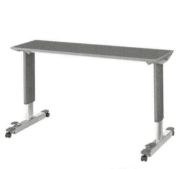
a 脚でベッドをまたぐ構造のテーブル

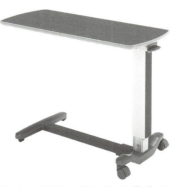
b ベッド下に差し込む構造のテーブル

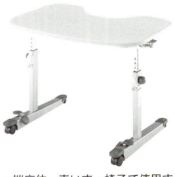
c 端座位、車いす・椅子で使用するテーブル

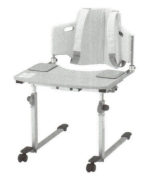
d c に特殊な構造の背もたれがついたテーブル

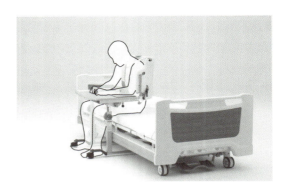

写真 2-13 | テーブル

（写真提供：パラマウントベッド株式会社）

◆c に特殊な構造の背もたれがついたテーブル（d）
　端座位保持具もしくは背面開放座位保持具と呼びます。

(5) 端座位（背面開放座位）を見直そう

1）端座位（背面開放座位）の利点と限界

　端座位は、近年看護技術領域では「背面開放座位」と呼ばれるようになりました。「背面が開放され」「頭部を自力保持し」「足を下げ、足底を床面に接地させること」が効果的な要素であり、脳波と筋電図の観点から、意識レベルの改善や廃用症候群の予防において有効性が認められています[5]。褥瘡などのリスクのある背上げと異なり、前傾姿勢がとりやすく、移乗手段と姿勢保持性能の高い車いすが揃わなくても早期離床が図れることは大きな利点です。しかしベッドから離れてはいませんし、円背傾向になりがちで、緊急避難もしくは身体機能訓練として用いるべき手段です。ICU から在宅まで、リフトとコンフォート型車いすが備わっている北欧や豪州のような状況を実現していきたいものです。

2）端座位を助ける福祉用具

　大腿部と骨盤を安定して支えるためには、マットレスの素材や構造、ベッドの高さ調整が必要です。靴の着用、足部の回内外を誘導する足台な

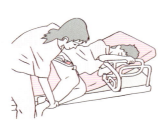
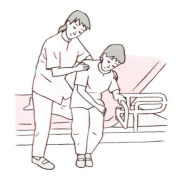

図 2-17 | 側臥位からの背上げ

どは、足底の接地から安定性を高めます。移動用バーもしくは作業テーブルで、前方からの支持を助けることができます。体幹が不安定で側方や後方に倒れる心配がある場合は、端座位保持具を使いましょう。

3）側臥位から端座位への起き上がり

動画 ▶ ch.1

端座位になる際には、側臥位で足を下ろして背上げをしましょう（図 2-17）▶。背上げで起きる問題を発生させず、背上げから端座位への回転時に招く褥瘡のリスクを回避し、介助も楽です。起き上がりの自立や座位移乗への移行もスムーズになるでしょう。

引用文献

1) 市川洌，伊藤勝規，吉良健司，他：床からの立ち上がりにおける手すりの適合．In：手すりを上手に使う．財団法人テクノエイド協会．p.22-23．テクノエイド協会ホームページより．＜http://www.techno-aids.or.jp/research/vol14.pdf＞
2) 日本福祉用具・生活支援用具協会：「床置き型手すり」を安全にお使いいただくために．日本福祉用具・生活支援用具協会ホームページより．＜http://www.jaspa.gr.jp/wp-content/uploads/2014/11/y_tesuri110701.pdf＞
3) 森將晏，遠藤明美，小山恵美子，他：ギャッチベッドの背上げにおける最適な援助方法の検討．日本褥瘡会誌．2004；6（4）：587-592．
4) 窪田静，川間健之助：ベッドの背上げにおける人の姿勢変化に関する研究：個々人が最適と感じるベッド背上げ方法の解析．日本人間工学会会議録．2005．＜https://www.jstage.jst.go.jp/article/jergo/41spl/0/41spl_0_136/_pdf/-char/ja＞
5) 日本看護技術学会技術研究成果検討委員会ポジショニング班：Q2 どんな効果があるの？．背面開放座位 Q & A Version 1.0．p.6-10．日本看護技術学会ホームページより．＜https://jsnas.jp/system/data/20170130145134_afwld.pdf＞

3 マットレス

1 マットレス選択の視点

(1) 圧分散とマットレス

　マットレスは、連続して長時間、身体を密着させるものですから、睡眠の質をはじめ、日中の身体活動や生活活動、そしてケアの効果にも大きく影響します。しかし臨床における「根拠に基づくマットレス選び」は、エビデンスの多くが創傷ケアに関するためか、動きや生活の視点よりも、まず第一に、高い圧分散能が要求されているのが現状です。これには、「体表面にかかる垂直な力」を分子とし、「接触面積」を分母として導かれる「静止時圧*」が、測定器の普及により容易に数値化・可視化されることや、製品パンフレットに掲載される圧分布図などによりわかりやすい納得感を得られることが理由として挙げられます。分子としての体重を軽くすることや、臥床時に生じる外力を小さくすることは容易ではありませんが、分母としての「接触面積」は、単順に大きくすればするほど体表面にかかる圧を小さくすることができます。

　しかし、生活活動時に生じる「身体内部にかかるさまざまな力（応力）」に対応しようとする場合には、どのような視点が必要でしょうか。この視点を得る方法としては、実際にマットレスに寝た時をイメージしたり、体験することが有効です。たとえば、自分自身がマットレスに臥床しながら、徐々に接触面積が大きくなっていく状態をイメージしてみましょう。支えなく沈み込む状態が続いた場合に自分の身体にどのような反応が生じるでしょうか。圧分散能の高いマットレスでは、身体が一度傾くとその傾きが助長される特徴があります。この特徴を踏まえた時、パンフレットのモデルと同じような均整のとれた体型とは異なる、そして寝姿勢も決してまっすぐではない利用者の身体にはどのような反応が生じるでしょうか。圧分散を第一にすることと引き換えに、利用者に生じる身体や生活への影響に関する仮説を立て、時間の経過による影響を追っていく必要があります。

(2) 生活環境としてのマットレス

　ケアの中には、エビデンスとしての蓄積が十分でない、いわゆる「暗黙知」として有効なものがあります。これらをマットレス選定の視点に取り入れることは大切です。現在のエビデンスは、顕微鏡の世界から肉眼の世

$$\text{*静止時圧} = \frac{\text{体表面にかかる垂直な力}}{\text{接触面積}}$$

界、局所から全身へ、静止画像から動画へと、生きた人間の全体像、そして実際に迫るほどに、遠ざかってしまうこともあります。創傷の状態の改善が見込めたとしても、動けない身体にしてしまったり、拘縮を助長したり、呼吸や嚥下などの生きる機能を奪うことになってはいないか、注意しましょう。

　マットレスのみで褥瘡対策をするのではなく、何が褥瘡につながったのか（つながりそうなのか）、ケアや生活環境を分析しましょう。さまざまな福祉用具を活用し、筋緊張の亢進や拘縮につながる抱え上げをやめ、移動や移乗、床上でのずれや衝撃を最小限にするなどのトータルケアを行うことで、リラクセーションと動きの質を追求する時代になりつつあります。離床を促し、人としてあるべき生活を取り戻せるアプローチを主軸に、利用者の24時間の姿勢をマネジメントする視点で考えると、マットレスは姿勢と環境とをつなぐ最も身近な接点であることがわかります。圧分散能一辺倒のマットレス選択を見直し、ケアの方法をはじめ、生活環境全体の改善を前提としたマットレス選定が求められています。

2 マットレスを知って、選ぶ

（1）多角的なマットレス評価

　私たちがマットレスの選定に携わる時点で、対象者は布団を含む何らかのマットレスで就寝しています。どんなマットレスで寝ているのか現状を知り、その人が臥床時に抱えている問題に対するマットレスの影響をアセスメントしながら選定します。

　たとえば端座位からずり落ちやすい場合は、マットレスのエッジがやわらかかったり、マットレスサイズより大きな敷き布団をマットレスの上に敷いていたりする場合があります。現状に至った経過や理由を調べ、敷き布団を必要としないマットレス選択や、エッジがしっかりしたマットレス選択によって解決を図ります。

　カタログで読むだけでなく、多くの商品を多角的に評価しましょう。まずカバーのファスナーを外して中の素材と厚さをチェックします。素材に関する基礎知識を増やして、カタログや取扱説明書を読んでいくと、理解が深まります。実体験では、できるだけ長い時間じっと横になってみます。またさまざまなパターンで寝返ったり起き上がったりもしてみます。マットレス上で正座して、前後左右に身体を傾けるとバランスのとりやすさがわかり、エアマットレスやウォーターマットレスの、力を入れないと踏ん張れない感じを端的に体験できます。さらに、背上げ・膝上げ・昇降機能を使って、その時の沈み込みや滑り具合などの反応も見ます。背上げや端座位では、底つきがないかも忘れずに確認し、端座位では前傾して圧をエッジにかけた時に崩れるかどうかも見ます。

3　マットレス　　61

（2）時間的要素の影響

　注意してほしいのは、しばらくは感動的に心地よいと感じるやわらかさが、一晩寝るとだるい重さに変わったり、数日経過すると腰が痛くなったりする場合があることです。マットレスに沈み込むことがもたらす暑さや動きにくさに耐えていることがあったり、気候でそれが悪化することもあります。体験は、動ける私たちが短い時間に行うものに過ぎませんが、自分の体験と利用者の評価を合わせながら理解を深めていきましょう。マットレスを使う時間の長さ、全身への影響力は、その人の生命と生活と人生を左右するといえます。多種多様の製品から貸与制度をうまく活かし、ベストな選択ができるようにしましょう。

3 寝心地：総合的な主観

（1）寝具としてのマットレス

　本来の寝具としてのマットレスの機能を「寝心地」と表現してみましょう。寝心地を構成し得る要素として、弾力性、通気性、熱のこもり、幅、摩擦力、寝返りのしやすさ、腰の沈み感などがあり、時に数値で示されることもあります。しかし「寝心地」は本人にしかわからない総合的な主観であり、マットレスメーカーが示す情報から推察することは難しいものです。腰痛や肩こりなど、一定期間実際に使用してみて初めてわかることもあります。

　ベッドに横になる時私たちは、少しでもリラックスできるよう、枕をずらしたり、「もぞもぞ」と動いてみたりと、自分にとって心地よい姿勢をつくっているのではないでしょうか。過度な関節の屈曲や伸展、回旋から逃れたり、あるいは長時間の同一姿勢を変えようとして、「小さな体位変換」や「大きな体位変換」、そして安楽なポジショニングを、自分で行っているともいえます。これらの活動は、時間の経過とともに生じる熱のこもりや局所の痛みなどの居心地悪さを解消し、寝床が快適な環境となることを無意識に求めているのでしょう。

　もし、寝心地が悪くてもこれを解消する能力が不足し、そのままの姿勢でいなくてはならなくなったとしたら、私たちはどのような反応をするでしょうか。こうした視点をもって見渡せば、それまで症状や障害の結果によって必然と捉えていた状態が、「うまく姿勢を直すことができず、筋緊張を高め、苦しそうな表情となっているのでは」と考えられるようになるかもしれません。

（2）マットレスにおける知覚と認識

　片麻痺などで感覚に障害がある人や、認知症などで周囲の状況に敏感な人は、自分の身体が空間でどのように位置しているのか認識することにサ

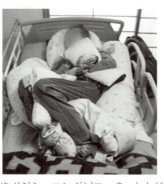
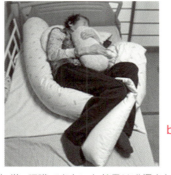

a エアマットレス＋ポジショニングピロー

b 凸凹ウレタンマットレス＋ポジショニングピロー

支持としてのマットレスやポジショニングピローを、本人が知覚・認識できないと効果は発揮されない。

写真 2-14 | 異なるマットレスでのポジショニング効果の違い　　　（写真撮影：太田智之）

ポートが必要な場合があります。安定した支持面を自分で探索する行動が難しい場合には、ピローを用いたポジショニングが必要になります。まずマットレスの接触面が寝心地を担保しますが、身体を安心して預けられるものとして知覚されなければ、効果は期待できません。寝心地を維持するための意識・無意識な身体各部位の動きの効率は、動作の起点となる支点が得られなければ下がってしまいます（**写真 2-14**）。

　すべてをバランスよくコントロールできることが、マットレスには求められます。マットレスがどの程度役割を果たせているかは、本人の訴えや、表情、寝ている姿勢や動き、筋緊張などを総合して判断することが重要です。マットレス上で動きをとれない人が、何とか快適さを確保しようと試みる動きが、摩擦軽減用具やポジショニングによってサポートできているか、体圧分散一辺倒のケアがマイナスをもたらしていないかという視点が重要になります。

4　マットレスの基礎知識

(1) マットレスの種類と敷き方

　マットレスには、単体で機能する「リプレイスメント（交換マットレス）」と上に敷いて機能を補う「オーバーレイ（上敷マットレス）」があります。いずれも、マットレスの上にはマットレスパッドを敷き、シーツを敷くのが基本のケア技術です（**図 2-18**）。しかしこの基本が、「圧分散能」追求の前に圧倒されている現実が散見されます。「圧分散能を損なうためパッドもシーツも敷かないように」と書かれたマットレスの取扱説明書に従っていたり、「汗は蒸発するのでパッドは不要」というメーカーの説明を信じていた例がありました。

　自由に動けない人が圧分散能の高いマットレスに臥床すれば、熱がこもって発汗しやすくなります（**図 2-19**）。汗で湿った皮膚はアルカリ性になるため刺激に対して過敏になり、ずれに対する損傷リスクが高くなるた

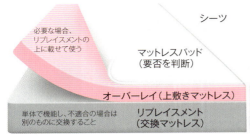

図 2-18 | マットレスの敷き方

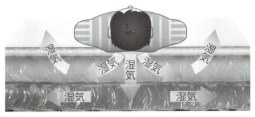

（資料提供：黒田株式会社）

図 2-19 | 通気性のよいオーバーレイとマットレスパッド

め注意が必要です。発汗や皮膚の状態を観察し、ケアに携わる専門職の視点で、通気性や吸水性に優れた繊維素材のオーバーレイやマットレスパッドの併用が検討されるべきです。ケアや併用する福祉用具を含めた利用者の状態、空調や布団、衣服を含めた季節による環境の変化もアセスメントしましょう。

マットレスはウレタンフォームに代表される「静止型マットレス」と、いわゆるエアマットレスを指す「圧切り替え型マットレス」の2種に大別されます。以下、それぞれの特徴について述べていきます。

5 静止型マットレス：ウレタンマットレスを中心に

（1）静止型マットレスの特徴

静止型マットレスは、毎年のように新製品が紹介され、その種類も多様です。ウレタンフォームやゴムなどの高分子素材を発泡させたフォーム、化学繊維、ゲル、水などを主な素材とします。また、身体各部位にかかる圧に配慮して、支持材として化学繊維に、仙骨部など特定の箇所に除圧材としてやわらかいウレタンフォーム、ウォーターパックなどを組み合わせたハイブリッドのマットレスもあります。

構造もマットレスによってさまざまな工夫が施されています。背上げ時や体動時のずれに配慮して部材にスリットを入れたり、マットレス内部で部材が滑るよう多層構造にしたり、端座位になった際や寝返り時にベッドから落ちないようエッジを設けるなど、マットレスによって優先される構造特性が異なります。また、状況変化が見込まれる利用者や、備品として一定範囲の利用者に対応できるよう、異なる圧分散能を備えたリバーシブルタイプのマットレスもあります。

静止型マットレスの中で最も普及しているものは、ウレタンマットレスです。主な素材であるウレタンフォームは原料と発泡の組み合わせにより、やわらかさ、通気性、通水性など、千差万別な特徴をもっています。**表 2-4** はウレタンフォームに関する品質表示例、**表 2-5** は素材の選択指標です。底づきしないような素材の厚みや硬さ、復元率が重要な要素であ

表 2-4｜家庭用品品質表示法に基づく表示例

材　料：ウレタンフォーム
構　造：1枚もの　波型
寸　法：幅 97 cm×長さ 195 cm×厚さ 10 cm
硬　さ：やわらかめ（70 ニュートン）
復元率：95%
外装生地の組成：綿 50%、レーヨン 50%
使用上の注意
・火又は温度の高いものに近づけない旨

○○××株式会社
東京都千代田区○○町××番地
TEL 03-9999-9999

硬さ（区分）	用語（表示名）
110 ニュートン以上	かため
75 ニュートン以上 110 ニュートン未満	ふつう
75 ニュートン未満	やわらかめ

（消費者庁ホームページより）

表 2-5｜ウレタン素材の選択の指標

・底つき
　　→　厚さが薄いもの、低反発ウレタンフォーム、
　　　　硬さが 75 ニュートン以下のものは要注意
・耐久性
　　→　厚さが厚い、復元率が高いほどよい傾向
・復元率
　　→　へたり、耐久性の目安（数値が高いほどよい傾向）
　　　　厚さが薄いものは復元率が高くても底つきに注意

（資料提供：西村章デザイン事務所）

ることがわかります。これらのさまざまな性能をもつウレタンフォームをカットして積層し、カバーをかけることでマットレス全体としての性能が確立します。したがって、カバーの特性を確認することも必要です。

　高密度低反発ウレタンは、温度でやわらかさが極端に変わります。屋外での使用はもちろん、室内であっても、気温管理が不完全な場合には、夏はゆるゆる、冬はカチカチになってしまいます。低反発になるほどやわらかく、接触面積が大きくなり圧を軽減できる反面、熱がこもりやすく、発汗が増すことがあるため、通気性を高めるためにスリット加工がなされます。沈み込みによる底づきのリスクにも注意が必要です。

（2）静止型マットレス選定のポイント

　利用者にとってマットレスに求められる要件や、流通するマットレスの構造も多様であり、単純に一つひとつを比較することは難しく、利用者本人にとっての評価の手法や測定指標も十分なコンセンサスがないのが現状です[1]。こうしたことも、圧分散能を頼りにマットレスを選択せざるを得ない状況をつくり出しているのかもしれません。骨突出部などのハイリスクな部位を沈み込ませるために 10 cm 以上の厚みを基準とした選定が推奨されていますが[2]、マットレスの厚みや圧分散能のみを画一的な判断基準とすることなく、本人にとっての寝心地から管理のしやすさまでを総合的にみて選定します（表 2-6）[3]。実際には、マットレス単体ですべての課題

3　マットレス　65

表 2-6｜ウレタンマットレスの選択の指標

- 臥位での快適さに関連する沈み込み
- 寝返り・起き上がりなどの動作が容易か
- 底づきしないか（特に背上げ時・端坐位時）
- 端部（エッジ）が崩れて滑り落ちないか（寝返り時・端座位時）
- ギャッチアップ時の圧迫・ずれの軽減の度合い
- 通気性・通水性・透湿性
- メンテナンス（洗浄・乾燥・耐久性）
- 可搬性（取っ手、重さ、大きさ）

（文献 3 より改変）

に対応できるわけではないので、個別の身体部位の重さをポジショニングピローで支えたり、通気性のよいオーバーレイを用いた蒸れへの対応、マットレス上でのケアや体動に原因があると考えられる場合にはスライディングシートとの併用を検討するなど、柔軟な対応が求められます。

　静止型マットレスは、在宅向けに多種多様な製品がレンタルされている一方、病棟ではマットレスを置く場所や管理が難しいため、バリエーションをもって評価を行いにくい現状があります。病棟で評価をしても、レンタル業者が取り扱っていないために、退院後は異なるマットレスが提供されることもあります。適切なマットレスが病棟から在宅へと、シームレスに提供される管理・運用は大きな課題といえるでしょう。特別な指定がなければ、業者にとって扱いやすくランニングコストの小さい化学繊維のマットレスが標準で出荷されていたり、利用者の変化やマットレスの劣化など、交換されるべき状況への再評価や対応が不十分な実態も一部では耳にします。これらマットレスの運用がうまくいかないことによる、褥瘡発生が疑われたケースも少なくありません。

(3) 凸凹ウレタンマットレス

　古くから一般家庭や訪問看護で支持されてきた凸凹ウレタンマットレスの形状をプロファイル加工と呼びます。高い反発力と復元力を備えたウレタンフォームにこの加工を施すことで、身体を支え、かつ通気性を保つことができます。スリット構造と異なり、凸部はそのそれぞれが独立してつぶれ、接触面積を広げる構造のため、身体の各部位が必要以上に沈み込まず、自然な寝姿勢の保持が可能となります。また、それぞれの凸部は、身体の形状に合わせて角度をもってつぶれるため、その高い復元力による寝返りや、呼吸などの動きの補助も期待できます。

　身体とマットレスとの間に生じる間隙は、空気の通り道となり、熱のこもりや蒸れを軽減します。それぞれの骨格や、千差万別な動きのパターンに対し、凸がランダムに対応できるため、凸凹ウレタンマットの構造はシンプルでユニバーサルなベースとなり得ると思います。

（4）静止型マットレスを使用する際の注意点

　静止型マットレスは使用頻度や管理方法によっては劣化が早まるため、注意が必要です。特にウレタンフォームは、紫外線に弱く、天日干しではウレタンの分子構造が崩れ劣化が進みやすくなる特徴があります。劣化が確認された場合、介護保険によるレンタルであれば交換を、病院・施設の備品であれば買い替え、またはリースかレンタルによる交換を検討します。経年劣化に対応した計画的なマットレスの運用が重要です。

　重さや外力がかかっていなくても、マットレスの部材にひずみが残った状態、いわゆる「へたり」には注意が必要です。へたりは、マットレスの仙骨部や臀部に位置する箇所で多くみられ、この状態で背上げしてしまうと底づきのおそれがあります。このため、定期的にカバーを外してマットレスの状態を直接確認することが大切です。このようなへたりを測定するメジャーもあります。

6　圧切り替え型マットレス（エアマットレス）

（1）圧切り替え型マットレス（エアマットレス）の特徴

　エアマットレスはエアセルが配置された「静止型」と、体重設定に応じたコンピュータ制御により自動でポンプからエアセルごとの空気圧を調整する「圧切り替え型」があります。一般的にエアマットレスと呼ぶものは圧切り替え型のマットレスを指します。

　エアマットレスを主に構成する空気の袋をエアセルと呼びます。エアセルは空気量が少なく、しぼんでいる状態では容易に底づきを起こしてしまいます。反対に、エアセルの空気量が多くパンパンな状態では、支持性は保たれますが、圧の分散が悪くなります。エアセル内の空気量を利用者に応じて管理することで、初めてエアマットレスの効果を期待することができます。特徴的な機能について、以下に述べます。

1）姿勢や状況に応じたエアセル内圧のコントロール

　センサが内蔵されたエアマットレスは、背上げ時の臀部の底づきを防いだり、床上での動作を行いやすくするため、モードの切り替えにより目的別に各エアセル内圧を調整することができます。これらモードの切り替えが不要なものも登場するなど、徐々に自動化が進んでいます。底づきを防ぐためにウレタンフォームを下層に組み合わせたハイブリットなマットレスや、災害時など長期停電への備えとして、マットレスの内圧を最大14日間保つような製品もあります。

2）体位変換機能

　体位変換機能とは、独自のエアセルの収縮・拡張によって仰臥位時の体位変換を自動的に行うもので、時間や角度、部位などを設定することができます。腕や脚などの身体各部位の位置関係や、拘縮や変形で真っすぐに

3　マットレス　67

寝られない利用者の体型や、時間経過によるマットレスと身体接触面とのずれには注意が必要です。摩擦軽減用具による圧抜きや、個別の身体状況に合わせたわずかな角度の調整など、自動化で対応できない部分についても併せて対応することが重要となります。

3）空気の送風機能

エアセルは、空気がもれないように気密性が高く、通気性や透湿性がありません。加えて、高い体圧分散を得るため身体表面の多くがマットレスと密着し沈み込んだ状態となります。このため、汗などによる蒸れが生じやすく、接触面には熱がこもります。ダクトから微弱な乾いた空気が流れ、蒸れに対応するマットレスもありますが、マットレスに接触している身体の熱を直接冷却したりするものではありません。蒸れだけでなく熱のこもりに対応するために、マットレスと身体との間に通気性のよいオーバーレイやシーツなどを組み合わせて使用する方法もあります。

(2) 圧切り替え型マットレス（エアマットレス）選定のポイント

エアマットレスは、圧分散能に優れ、定期的にエアセルの圧が切り替わることで局所圧の開放を期待することができ、病的骨突出などハイリスクな部位がある場合に有効です。一方で、動きにくさや蒸れからくる不快感や筋緊張の亢進、廃用などの副作用も報告されています（表 2-7）[5]。このため、導入時にはメリットとデメリットを個別に見極め、適切に管理されているか、いつ、どの時点で見直しを図るかなど、計画的な運用が重要となります（表 2-8）[3]。一般的に、厚みが増すほど圧分散能は高くなるとされていますが、静止型マットレスと同様、厚みや圧分散能のみを画一的な判断基準とすることなく、本人の総合的な主観を軸とし、他の福祉用具との併用や移動・移乗も含めて総合的に検討することが求められます。

(3) 圧切り替え型マットレス（エアマットレス）使用の注意点

1）マットレスに対する身体のポジション

体位変換機能付の場合は、エアセル膨張部に対して常に適切な位置で寝ていないと、身体に対してずれ力が発生したり、水平移動してしまうことがあります。これにより筋緊張の亢進、姿勢の崩れを助長してしまうおそれがあります。また、背上げや姿勢保持など目的別にモードを切り替えてエアセル内圧を調整する場合は、身体位置が適切でないことで褥瘡好発部位が高い圧に曝されてしまうなどの危険もあるため、注意が必要です。

2）エアセル圧設定

実際の体重に対して設定が軽かったり、圧調整のモードの切り替えをせずに背上げを行う際には、臀部が底づきする危険があります。逆に、実際の体重より重く設定してしまった場合には、エアセル内圧が必要以上に高くなり、局所の除圧が不十分となるおそれがあります。コンセントやポン

表 2-7	エアマットレスのメリットデメリット
メリット	圧分散能に優れている
デメリット	蒸れやすく、熱がこもりやすい 静止型ウレタンと比較し安定感がない 　→筋緊張の亢進→拘縮・変形 沈み込むことで身動きがとりにくい 　→自発的な動きの低下、廃用のリスク

（文献 5 より改変）

表 2-8 | エアマットレスの選択の指標

・セルの形状と厚さ
・表面の素材
・エアセルの配置
・底づきを防ぐ機能
・エアセル内圧の調整機能
・表面空気排出（冷却・温熱）
・メンテナンス（洗浄・乾燥・耐久性）
・自動体位変換機能

（文献 3 より）

プと送風チューブ、エアセルと送風チューブの接続や、送風チューブに折れやねじれが生じていないかをしっかりと確認しましょう。

3）シーツの処理

　エアマットレスに代表される圧分散能の高いマットレスでは、シーツの選択や処理も重要になります。張りをもったシーツの上に身体が乗ることで生じるハンモッキング（張力）は、マットレス本来の圧分散能を著しく低下させます。綿 100％のシーツをマットレスのコーナーで三角に折り込んだり、シーツの角をマットレスの裏面に折り込んで結ぶ方法では、接触面積が小さくなり、最大接触圧が高くなるなど、圧分散能が低下するという報告もあります[6]。

　しわやよれには注意が必要ですが、やわらかく沈み込ませて包み込むように体圧を分散させる機能を活かすためには、マットレスカバーに伸縮性が備わっていることと、シーツにゆとりをもたせることが重要です。

引用文献

1）須釜淳子：褥瘡予防における体圧分散マットレスの評価法．看護理工学会誌．2015；2（2）：90-94．

2）大浦武彦，堀田油浩：OH スケールによる褥瘡予防・治療・ケア．中央法規出版；2013．p.31-38．

3）窪田静，河添竜志郎：ベッド周辺機器．In：作業療法ジャーナル編集委員会，松尾清美，窪田静：テクニカルエイド：福祉用具の選び方・使い方．三輪書店；2003．p.115-124．

4）谷本義雄：褥瘡予防マットレスおよびカバー．総合リハ．2017；45（5）：417-424．

5）井上雅美：エアマットレスの選びかた．In：窪田静：生活環境整備のための〝福祉用具の使い方〟．日本看護協会出版社；2010．p.38-39．

6）松尾敦子：ベッドメーキングの違いがエアマットレスの圧再分配機能に及ぼす影響．日本創傷・オストミー・失禁管理学会誌．2013；17：43-49．

参考文献

・消費者庁：ウレタンフォームマットレス．製品品質表示の手引き：雑貨工業製品．家庭用品品質表示法．消費者庁ホームページより．＜ https://www.caa.go.jp/policies/policy/representation/household_goods/guide/zakka/zakka_08.html ＞

4 ポジショニングピロー

1 ポジショニング実践のための視点

「ポジショニング」という言葉は、ここ近年で身近なものになり、その目的（表2-9）や期待される効果（表2-10）が共有されてきました。しかしいざ導入しようと思うと、方法や導入から定着までの流れがわからなかったり、行っていてもこれでよいのかと不安に思ったりすることもあるのではないでしょうか。すでに実践されている方は、「こんな時、ポジショニングピロー（以下、ピロー）はどのように当てたらいいのですか」という相談を受けることもあるでしょう。そんな時、何を基準に考えたらよいのでしょうか。そのためにどのような情報が必要となるのでしょうか。

「ポジショニング」＝「隙間を埋める」というイメージが先行しがちです。接触面積を増やすことは確かに必要ではありますが、それだけでは効果的でないばかりか、意図に反した結果を生み出してしまうかもしれません。可動域がありながらも、傾いたりねじれたりしたままの姿勢にピローなどを提供してしまうと、接触面積は増やせたとしても、不快感や、傾きやねじれにより起きているその他の問題は残されたまま、場合によっては問題を悪化させているかもしれないのです。

ポジショニングを実践していくうえでは、「部分だけでなく全体を捉える、部分同士の関係性を理解する」といった考え方が役に立ちます。具体

表2-9 | ポジショニングの目的

- 褥瘡予防・治癒の促進
- 拘縮・変形予防
- 筋緊張の緩和（リラクセーション）と調整
- 呼吸・消化機能の改善
- 浮腫の改善
- 血流の促進
- 合併症の予防
- 痛み・不快感の軽減
- 睡眠の促進
- 生活面での問題の改善
- 身体認識を促す
- 姿勢の安定により活動を促す（姿勢の保持と動きの促進）
- 他の姿勢への影響（座位や立位の準備として）
　　　　　　　　（座位の改善）

表2-10 | ポジショニングで期待される効果

- 姿勢の変化
　→呼吸・消化・血液循環への影響
- 身体を動かすことで得られる認知
　→身体の中心
　　身体の部位
- 精神的影響・社会的活動
　→QOL・ADLの改善

表 2-11 | 主なアセスメント項目

① 疾患、障害の部位・程度、現在ある問題点（拘縮・褥瘡の有無など）
② 1日の生活の流れと各生活場面（就寝、食事、排泄、活動など）においての姿勢、離床の程度など
③ 体位変換の状況、ポジショニングをすでに行っている場合はその導入時期・方法・頻度、ポジショニング前後の本人の様子
④ 介護状況（提供されている介護サービスの種類と頻度、連携の状況など）
⑤ 使用している福祉用具の種類

的には、「少なくとも視点を 2 つ以上もつ」ということです。「接触面積→圧」を確認したら、姿勢、特に部位同士の位置関係を見る、そして用具の導入などの取り組みがプラスに働くように、すでに起きていることの中でうまくいっていない要因を減らすことも考えていきます。これから何をすべきかを考える前に、これまでどうしてきたのか、すでに何が影響しているのか、現状把握することから始めましょう（表 2-11）。

2 適切なピローの選択

*p.37「姿勢そのものの把握」参照

（1）部位同士の位置関係を把握する*

まず、身体全体の形を把握し、なぜ、そうなっているのかを考えてみましょう。今、姿勢を変えた時に起きたことなのか、それとも継続的に起きたことの結果として、すでに固定された身体の形なのかによっても対応の仕方は変わっていきます。

今、起きたことだとしたら、介助により生じてしまった傾きやねじれなのか、用具がないことや使っている用具によってその状態がつくられているのかを見極め、早期に問題解決に取り組むほど、それ以上の問題は起こりにくくなります。すでに変形が生じてしまっているのであれば、それ以上、悪化させないよう状態を維持し、他の問題が発生しないように考えていきます。

（2）支えとして適切に機能しているか確認する

身体に対して重力は常に働いているので、安定性に欠ける側臥位や拘縮のある方の仰臥位では、マットレスから離れている部位の重さを預け、その部位の支えとなる場所が必要です。さもなくば、マットレスや身体の他の部位に重さを預ける支持面を求めて身体をひずませるか、緊張したまま宙に浮いた状態になってしまいます。どこにどのような支えがあれば、そうならずに重さを預けられるのかを考えます。支えの大きさや厚みが身体の位置を決めるので、身体のどの部分に使うかによって、大きさや形を選ぶ必要があります（表 2-12、p45・写真 2-7 参照）。

4 ポジショニングピロー 71

表 2-12 | 立体的なサポートのためのピロー選択ポイント

・どこに（身体のどの部分に）？ → 大きさ・形
・何を？ → 素材
・どのように？ → 提供すると機能するのか？

◆エアマットレスとの役割の違い

　エアマットレスを使用していれば、ピローを使わなくてもよいのかと相談されることがあります。エアマットレスは骨突出部を沈み込ませて接触面積を広げますが、高さや角度を提供して立体的に支えるピローとは役割が違います。側臥位の場合、エアマットレスで上側の足の内くるぶしや踵の内側の褥瘡を予防することはできても、上側の足がより内側に入り、足が閉じてしまうことを予防することはできないのです（p45・写真 2-7 参照）。

（3）素材の傾向と時間の経過

◆素材の検討

　大きさや形が似たピローでも、中身の素材によって姿勢への影響は変わってきます。傾向として、やわらかい素材は身体の重さがかかると身体の形状に合わせてピローの形が変わり、身体への接触面積を増やし圧分散に貢献します。逆に硬い素材は支持性が高く、動きやすさを提供します（図 2-20）。どちらがよいというのではなく、その人にとって、あるいは支えたい身体の部位によって、適切な硬さ・やわらかさを選ぶ必要があります。身体の部位の長さや太さ、形、筋緊張、使用する時間の違いによって、同じピローでもその影響は変わってきますが、まずはそのピローの傾向を知ること、そして実際に試す機会を増やしていくことで、何が起きるのかを確認し、より適切なものを選んでいきましょう（写真 2-15）。

◆経時的変化への配慮

　時間の経過によって、素材の違いによる影響が変化することもピローの特徴です。やわらかくふわっとしていて気持ちよいと思っていたピローが、しばらくすると身体が沈み込み、不安定に感じ始めることがあります。

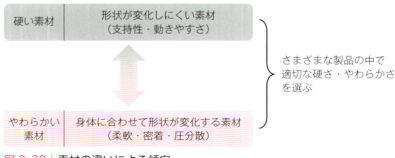

図 2-20 | 素材の違いによる傾向

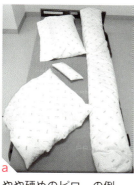
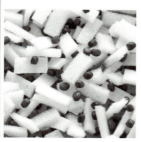

a　やや硬めのピローの例

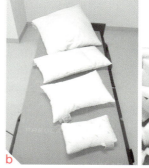
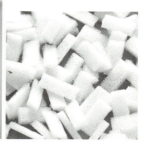

b　やわらかいピローの例

写真 2-15 | ピローの中身の違い　（ピロー写真提供：健和会補助器具センター，素材写真提供：株式会社ケープ）

しっかり支えられていると感じたものでも、支えられる範囲が狭いと、やがて部分的に押し上げられるような圧迫感となり得ます。感じ方の違いだけでなく、姿勢の崩れや圧の過集中につながりかねません。適切なピローであるかは、ポジショニングをしたその場で判断するのではなく、時間が経過した場面での確認も行うようにしましょう。手間がかかるように思えても、導入を丁寧に行うことで、不快感や痛み、発赤を生じさせることなく確実に継続できれば、結果的にはよりポジショニングの効果を得ることができるでしょう。実践してはいても、適切な大きさ・形・素材のピローを適切な場所に使っていなければ、何度も見直しを必要とし、かえって時間がかかるばかりか、期待した効果につながりにくくなります。

◆ 支持面の姿勢への影響の確認

　ピロー、そして最も広く身体を支えるマットレスは、素材によって、身体の形（部位同士の位置関係）とその結果としての重さのかかり方を変えていきます（表 2-13）。まずは、使用しているマットレスやピローがどのように影響しているのかを把握することから始めましょう。すでに使っている用具が不安定な環境をつくり、その結果、筋緊張を高めているのであれば、さらに用具を増やしても状態の改善にはつながりません。

　ピローが提供するものの一つは、より広い接触面積です。そしてもう一つは、ピローによって部位同士の位置関係を変え、より相互のバランスのとりやすい環境をつくり出すことです。1節・写真 2-7・上段左（p45）のように、骨盤の片側が足に引っ張られている状態では、骨盤は動かしにくくなっています。

表 2-13 | 素材による支持面の姿勢への影響

マットレス／ピローによって 身体の形（部位同士の位置関係）は変化する ⇓ 重さのかかり方（位置・広さ）も変化する

4　ポジショニングピロー　73

(4) チームとして実践可能なポジショニングを考える

　身体の部位によって凹凸や長さ、厚みなどが違うので、各部位ごとに検討し、別々のピローを使った方がより適切なポジショニングを実践できるでしょう。しかし、ポジショニングは知識や経験の異なる介助者が、そのつど状況を判断し、サポートされた状態をつくり直す必要があるので、数が多すぎたり、複雑すぎるポジショニングは実践自体が難しくなることがあります。継続的に実践できなければ、効果にはつながりません。本人にとって何が必要か、そして誰がポジショニングを行うのかの両方を考え合わせ、たとえばピローの数や使い方を簡略化するなど、実践可能なところから始める必要があります。また、提案者は導入時にすべての提案を一度に伝達するのではなく、時間をおきながら少しずつ積み重ねていくなどの工夫が必要になります。

　どのようなチームで実践していくのかを考え、導入は専門職で行い、変化を共有しながら、徐々に家族の協力を得るようにするなど、役割分担をしながら進めていきましょう。たとえば、側臥位でピローを入れるのは慣れた人が、ピローを抜いて仰臥位に戻すところはまだ慣れていない人が行うといった方法があります。

3　ピロー導入から定着まで

1）導入過程

　ピローなどの福祉用具は、より暮らしやすくするための道具であって、最終手段ではありません。発赤や痛みなどの問題がまだ起きていなくても、姿勢を見て、その姿勢の傾向から起こり得る問題が予測できる場合は、予防的に導入します。またはある程度動ける人でも、ピローを使うことで位置関係が変わり、より動きやすくなる場合は、動きを促進する環境づくりとして早めの導入を考えていきます。

　早期から導入する場合、短い時間から使い始めたり、状況に応じて使用頻度を調整したりすれば、より本人のペースに合わせることができ、新しい用具を使うことに対しての受け入れもしやすくなるでしょう。褥瘡の悪化や拘縮が進むなど、問題が悪化してしまってからの導入では、本人が用具に慣れるための時間は提供できなくなります。身体状況の変化に加え、新たに用具を使わなくてはならない状況は、本人や介護に慣れていない家族の負担を大きくします。導入が難しくなるだけでなく、介入が遅くなればなるほど状況が複雑になり、実践していても思うような改善につながりにくくなってしまいます。

　早めの介入ができるように、経験を積んでいく中で今後起こり得ることを予測し、予防する力をつけていきたいものです。

2） ピロー導入後の注意点

◆ 導入時は慎重に進める

本人にとっては寝る姿勢や環境、介助者にとってはこれまでの介助の習慣を変えていくことになるので、短い時間で、小さなことから始めて、確実に継続できるペースを見つけていきます。

◆ そのつど、確認する

日々の実践では、そのつど、できるだけ、コミュニケーションをとりながら行い、最後に必ず身体の部位同士の位置関係と、重さのかかり方の両方を確認します。コミュニケーションをとることが難しい人でも、筋緊張、呼吸、表情などに現われている状態を見逃さないようにします。

◆ 見直し／検討／実践

用具を選択し、方法が決まったら終わりではなく、継続され、よい変化につながっているかどうか、「見直し／検討／実践」を繰り返し、より適切なポジショニングの判断力と実践力を養っていきましょう。導入直後は頻繁に、落ち着いてきたら少し間隔をとりながらも、定期的な見直しをしていきます。写真撮影が可能であれば、そのつど、ポジショニングをしていない状態とした状態の両方を残しておくと、経過の把握に役立ちます。

3） 必要なものは最大限、提供できるように

ポジショニングを実践しようとした際に、「機能的なピローがない」という問題が妨げとなることもあるでしょう。ほかにも、「時間がない」「連携が難しい」「本人の受け入れがない」など、導入を諦めたくなるような、「壁となる要因」は多いかもしれません（表2-14）。しかし、諦めることは容易ですが、それでは、問題は解決しないどころか、悪化してしまうことでしょう。

ピローがないことで何が起きているのかを理解し、説明できるようにすることです。職場で試せるものを用意し、効果を確認するなど、用具を整えていくための工夫をしましょう。必要なものは、時間がかかっても最大限、提供できるようにしていくことが大切です。

表 2-14 ピロー導入の壁となる要因

・時間 ・物品 ・連携 ・受け入れ	➡	ピローがないことで、何が起きているのかを理解する、試せるものを用意する

4 ポジショニングの実際

[事例] M さん、93 歳、女性、要介護 5、在宅

もともと膝関節障害があり、アルツハイマー型認知症を発症後、徐々にADLが低下し、寝たきり状態となった。全身の筋緊張亢進、関節拘縮が進み、翌年には四肢屈曲位となった。仙骨部、手指、足指間に褥瘡形成を繰り返すようになり、ポジショニングを検討することになった。導入にあた

4 ポジショニングピロー **75**

り、まずは筋緊張の緩和と身体の動きを促進させること、その結果、体圧が分散されることを目的とした。

[身体状況] 傾眠がちで発語はみられず、意思疎通は困難。苦痛時は顔をゆがめる程度。常に顎が上がった状態で、頸部から肩、背中にかけて筋緊張が高い。胸椎部に発赤を認め、仙腸関節部、仙骨部に褥瘡を形成。屈曲拘縮が進み、両腕は胸の上で交差し胸腹部を圧迫、呼吸が浅い。骨盤は後傾し、左股関節の内転傾向がより強く、左脚が右脚にのっている（写真 2-16・a）。

[姿勢の変え方] 一日中、ベッド上で過ごす。車いすに移乗するのはショートステイの送迎時のみ。日中は 3〜4 時間ごとに体位変換、夜間は介助者の負担が大きいため、行われていない。

1) ポジショニングが功を奏するための工夫

当時とっていた、仰臥位、側臥位それぞれの姿勢で各部位に対し、重さを預ける場所としてのピローを用意。直接的な伝達とポイントを簡潔に示したマニュアルを作成し、ベッドサイドに掲示した（図 2-21）。

ピローを使い始めても、ほかにうまくいっていないことが多すぎれば、状況はなかなかプラスに転じにくい。全体的に生活を見直し、積極的にマイナス要因を減らすための総合的な取り組みと資源の活用により、相乗効果を得られたと考える。

◆マットレスの変更

筋緊張や屈曲拘縮が強い原因の一つに、エアマットレスの不安定さがあるのではと考えた。当時、自宅および月 2 週間程度のショートステイをしていた老健施設では、超高機能エアマットレスを使用、夏と冬それぞれ 1〜2 カ月程度、療養病棟に定期的入院をしていた病院ではゲルとウレタンのマットレスを使用していた。家族の話では、入院中は、拘縮や褥瘡の状態が悪くなることはないとのことだった。状態を確認しやすいショートステイ利用中に、エアマットレスの使用はやめて、種類の異なるウレタンを組み合わせたマットレスを試した。問題がないことを確認し、自宅のマットレスも変更。その後、一時的に発赤が増強することはあったが、褥瘡の悪化はなかった。マットレスを変更して 2 週間後には筋緊張が緩和し、拘縮が改善方向に向い、1 カ月後、褥瘡が治癒した。

◆セラピストの介入

屈曲拘縮が進み、胸郭、骨盤に身体の重さが集中し、ポジショニングピローを提供しても、頭や手足への体重移動がしにくい状況となっていた。一時的にセラピストが介入し、各部位への重さの移動の経験を増やすことを行い、座らない生活状況から、徐々に端座位になり、座るための準備を行った（写真 2-16・c）。筋緊張亢進、屈曲拘縮、褥瘡の繰り返しと状態が複雑になってきている場合、セラピストの介入によって改善のための底上げを行うことが効果的と考える。

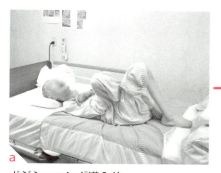 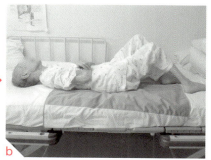 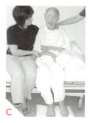

a ポジショニング導入前　　　b 導入してから3カ月後　　　c 3カ月後、端座位も可能に

写真 2-16 | ポジショニング導入後の変化

（写真提供：健和会補助器具センター）

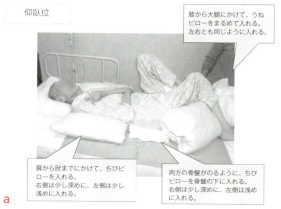 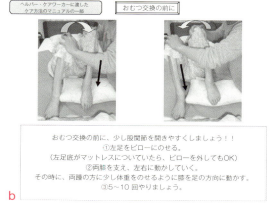

a　　　　　　　　　　　　　　　　　　　　　　　b

図 2-21 | 実際に使用したマニュアルの一部

（資料提供：健和会補助器具センター）

◆体重移動を取り戻す

　筋緊張が緩和し、拘縮が改善方向に向かい始め、リハビリの時間内で、骨盤と両脚の間での体重移動が可能となった。日常の中でも体重移動の機会をつくってもらえるよう、ヘルパーのおむつ交換時に、足底をマットレスにつけ、左右交互に足踏みをするような動きを加えてもらった（図 2-21・b）。足底に少しでも荷重される機会をつくることが、同時に両脚の位置や動きの認識を促す機会にもなったと考える。訪問看護師へ直接伝達し、訪問看護師からヘルパーに伝えてもらった。

　ポジショニング導入時は、両腕の重さは胸郭に、両脚の重さはほとんど骨盤にかかっているような状態だった拘縮が改善した。ピローは、その状態を維持し、再悪化を防ぐために、それぞれの部位に重さがかかった状態を保ちやすくする役割を担った。加えて、積極的な体重移動の機会を日常の中で確保できたことが有効だったのではないかと考える。

◆重力を味方に

　両膝が腹部に近づいてしまう状態を改善するように重力が働く姿勢は座位である。リハビリの時間内で徐々に座れるようになり、ショートステイ

中は 1 日に 1 回 30 分～1 時間程、車いす座位時間をつくってもらう。

2) ポジショニング導入後の変化

　ポジショニングを含めたケアの方法の見直しと福祉用具の再検討を行い、取り組みから 3 カ月後には**写真 2-16・b** のように姿勢が変化した。両腕が胸を圧迫することもなくなり、呼吸状態も安定した。その後、季節により体調や拘縮の度合いの変動は多少あるものの、おおむね安定した状態で過ごされた。気温が下がってくると拘縮が強くなる傾向があり、浅い褥瘡が形成されていたので、自宅・施設においては冬のみ、エアマットレスへの切り替えを行っていった。

　ヒトの誰しもが、置かれた環境の中でバランスをとるということを行っている。私たち専門職の提供した環境が本人にとってバランスがとりにくく、そのために過剰な筋緊張を要したり、傾きやねじれが助長されたりすることのないように、何がどのように影響しているのか関係性を理解し、バランスがとりやすく動きやすい環境づくりを心がけていきたい。

参考文献

・伊藤亮子監修：快適な姿勢をサポートするポジショニングコンパクトガイド：動きを支援する環境づくりのために 実技編．株式会社ケープ：2015.
・伊藤亮子監修：快適な姿勢をサポートするポジショニングコンパクトガイド：動きを支援する環境づくりのために コンセプト＆実践ポイント．株式会社ケープ：2016.

2章　臥位を支えて楽に動ける環境整備

5 摩擦軽減用具

（1）褥瘡に荷重をかけて引きずるケア

　身体で荷重が最もかかっている部位、それは褥瘡好発部位そのものです。体位変換の際、その部位はどうなるでしょうか。

　たとえば、仰臥位の人をベッドの左右方向に動かす時に介助者が手を差し込む部位は、隙間の大きい腰椎の前弯部と坐骨の下です（図 2-22）。仙骨部の直下には手が入りませんし、たとえ入ったとしても荷重がかかったまま動かすことは困難です。結局、仙骨部は、手が入らないような重い荷重がかかったまま引きずられることになります。

　すでに褥瘡ができていたら、どれほど痛みを伴うことでしょう。傷にはどれほどのダメージが加わるでしょう。もしも自分で動くことができるならば、傷のある骨張った部位に重い荷重をかけて引きずるなど、絶対にしないことです。臀部を浮かせ、傷に重さがかからないように動くでしょう。

　こうした現状は、摩擦軽減用具の登場によって変わろうとしています。

（2）スライディンググローブ

　スライディンググローブは、2000年頃にデンマークからもたらされたもので、身体の重い場所に手を挿し込んで使用します（図 2-23）。スライディンググローブを着けると、重くて入らないはずの仙骨直下にさえするりと手が入り、仙骨部を引きずることなく、自分の手もするすると動きます。こつをつかめばスムースに入りますが、難しければ、入りやすいとこ

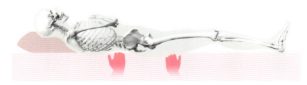

図 2-22　通常の手の挿入位置

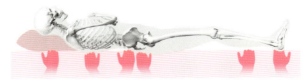

図 2-23　スライディンググローブ着用での手の挿入位置

ろからジグザグとスライドさせながら重い場所に手を移動させていきます。手のひらを上にして引くことも、手のひらを下にして手首で押すこともできます。いずれの場合も、決して持ち上げず、むしろマットレスに押しつけるように動かします。

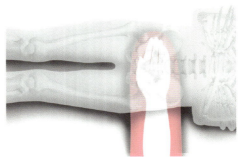

図 2-24 | 仙骨部の重さを確認する

　自由に動けない人が体位変換や移動の介助を受けた後は、身体にずれ力が残留して皮膚や皮下組織がひずんだ状態になっています。スライディンググローブを使えば、ひずみを取り除き、姿勢や衣服を整える、いわゆる「圧抜き」ケアを行うことができます。「圧抜き」は褥瘡対策として必須のケアといえますが、快適さも提供します。「隣に寝たままスライディンググローブを使って背中をなでれば、寝返りをさせなくて済むので楽になった」といった家族介護者の声も聞かれます。

　臥位だけでなく、座位の坐骨の真下など、接地しているどんな部位にも手が入るので、身体のどこにどのくらいの重さがかかっているのかを確認したり評価したりするツールにもなります（図 2-24）。一定数の健常者で演習を行うと、重さのかかり方に個人差が大きいことに気づき、そこから多くの示唆を得ることもできるでしょう。

　ベッド上の左右移動をする時は、①踵とふくらはぎ、②仙骨部、③肩甲骨部と後頭部の3つに分け（図 2-23）、脚側もしくは頭側から順に動かします。まさに褥瘡好発部位は大事に手のひらで保護されて移動することになります。手のひらを上にして引く場合、手首を屈曲させて力を入れすぎると腱を痛めることがあります。また、ベッド上の上下移動の際には手や肩や腰部への負担が大きくなります。産業医で労働衛生コンサルタントでもある滋賀医科大学の垰田和史氏は、社会福祉法人びわこ学園で発生した事象をもとに、「移動はスライディンググローブではなくスライディングシートを使ってほしい」と講演しています。

（3）スライディングシート

　摩擦軽減素材の大きめの布であるスライディングシートは、日本では2000年頃から90cm四方の筒型製品が普及しはじめ、ベッド上の移動・寝返りや車いす上での座り直しにおける、持ち上げや引きずりを避ける上で不可欠な存在となりつつあります。薄くやわらかい素材の登場により、弾性ストッキングや靴や衣服を滑らせて着脱するのにも用いられるようになりました（写真 2-17）[1]。その後、全身サイズの製品や自由に裁断できる

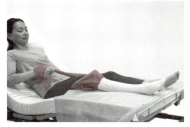
a 弾性ストッキング
スライディングシートの上から弾性ストッキングを履かせる介助を受けた後、自分でシートを抜いている様子。しわが原因となる傷や指の関節損傷のリスクを減らす。座位で、すべて自分で行うこともできる

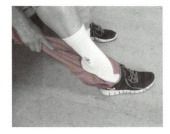
b 靴
紐を締めた靴をスムースに履くことができる。履きやすさのために靴の質を落とす必要がなくなり、靴下も引きつらない

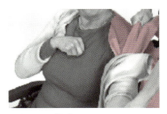
c 衣服の着脱
関節可動域制限があったり、器用な動きができない人でも楽に更衣ができ、快適な着心地になる

写真 2-17 | スライディングシートの新たな使用例

（写真提供：豊島株式会社）

　製品が海外から到来してからは、折りたたみや2枚重ねもできるようになり、移動方向や使い方の自由度が広がりました（**写真 2-18**）。
　両端に滑らない素材を用いて転落を防ぐ仕様にしたベースと、上から被せるシートを組み合わせた製品は、常時敷いたまま使うことができます。背上げや足上げ時に滑り落ちるのを止められるよう、分割されたスライディングシートをはがすと滑り止めが出てくる構造（**写真 2-19**）になっていたり、リフトで吊り上げることもできる高機能な製品や、通気性とデザイン性を兼ね備えた製品など、スライディングシートは多様な発展を遂げつつあります。
　どのような形状であっても、スライディングシートは常に2枚以上を重ねて使い、敷き込む時や抜く時にも、摩擦が最小限になるよう重ね方を工夫します。動かし方には、「本人の肩甲帯と骨盤帯を押す」「スライディングシートの上からマットレスを押す（**写真 2-20**）」「スライディングシートの上に敷いたシーツを引く」などの方法があります。滑るものをつかん

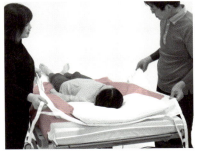
2枚の間を滑らせ、臥位のまま寝返りなしで敷き込むことができる
写真 2-18 | リフトの吊具の敷き込み
（写真提供：豊島株式会社）

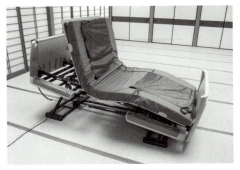
背上げ時、臀部のパーツをはがして滑らなくしている状態
写真 2-19 | 滑り止めの工夫が施されたスライディングシート
（写真撮影：窪田静）

5　摩擦軽減用具

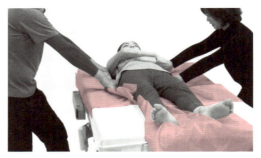

引く時には滑り止めを芯にしたグリップを握り、押す時にはスライディングシートの上からマットレスを押す

写真 2-20 | スライディングシートの動かし方
（写真提供：豊島株式会社）

で力を入れることは指の関節構造への負荷となるため、滑り止めなどを芯にしたグリップをつくって引くことがデンマークでは推奨されています（**写真 2-20**）。

　スライディングシートは、大きさや品質を選び、転落対策をすれば、介助だけでなく寝返り・起き上がり・移乗動作における自立度を高める使い方もできます。また、メカニカルストレスの少ない「小さな体位変換」や臥位のままでの体幹運動[1]を可能にし、中枢性のものから肩こりのような末梢性のものまで、筋緊張の緩和の一助とすることもできます。

●参考文献

- 日本スピラドゥ：スピラドゥ．日本スピラドゥチャンネル（YouTube）．〈https://www.youtube.com/@user-mr2nb2hz3m/videos〉
- アビリティーズ・ケアネット：移乗用スライディングシート スピラドゥ．アビリティーズホームページより．〈https://www.abilities.jp/fukushi_kaigo_kiki/fukusiyougu/idouyou-lift/spilerdug-slidingsheet〉
- 伊藤亮子，上田喜敏，武田英敏，他（2021年度福祉用具シリーズ 小冊子作成委員会）：福祉用具の安全とスライディングシートの効果的な使用：腰痛予防や感染対策やメンテナンスなど．福祉用具シリーズ VOL.26．公益財団法人テクノエイド協会：2021．公益財団法人テクノエイド協会ホームページより．〈http://www.techno-aids.or.jp/research/vol26.pdf〉
- 垰田和史：腰痛・頸肩腕障害の治療・予防法．働く者の労働安全衛生入門シリーズ；6．かもがわ出版；2008．
- 垰田和史監修：介護・看護職場の安全と健康ガイドブック．中央労働災害防止協会；2015．
- 栄健一郎：褥瘡予防とノーリフトで使う福祉用具．WOC Nursing．2014；2．
- 市川洌，松本多正．滑らせる技術検討会：滑らせる介助の技術：スライディングシート・トランスファーボードの使い方．中央法規出版；2014．

3章

座位を支えて
楽に動ける環境整備

1 座位の基礎知識

2 車いす

3 クッション

4 座り直し（姿勢修正）

1 座位の基礎知識

1 重さを支える面から座位を見る

　座位と臥位の最も大きな違いは、上半身を重力に抗して起こした状態を保つ点です。

　座位を見る際には、起こしている上半身の重さが身体の「どの部位に乗っているか」「どのような面で支えているか（支持基底面）」、つまり重さを支える面を理解することが重要です。

　表3-1のAからEは重さを乗せる部位がDに近づくほど徐々に増えていき、支える面も大きくなっていきます。

◆A：足底は接地せず身体の重さすべてが坐骨に集中しており、坐骨を中心としたヤジロベエのような状態でもあるため、バランスを保つことが求められ、リラックスした座位姿勢にはなり得ません。

◆B：足底が接地していることでバランスを保つために求められる力はずいぶん減ります。しかし、体重の60％にあたる上半身の重さが坐骨に集中しているため安楽な座位とはいいにくい状態です。

表 3-1 ｜ 座位と重さを支える面・乗せる部分の関係

	A	B	C	D	E
横から見た姿勢					
支える面					
重さを乗せる部位	坐骨	坐骨 足底	坐骨 足底 大腿後面	坐骨 足底 大腿後面 上肢	坐骨 足底 大腿後面 上肢 背中

◆C：軟部組織と血流が豊富な大腿後面に圧が分配されることで、坐骨にかかる圧は軽くなります。

◆D：上肢の重さをアームサポート（肘掛け）へ分配することで、さらに坐骨にかかる圧は軽くなります。

◆E：背もたれ（バックサポート）が上半身の重さを支えることで、坐骨への圧は軽くなります。さらに体幹を重力に抗して起こし続けるために力を入れていたお腹や背中の筋は力を抜くことができ、ようやくリラックスした座位姿勢になることができます。

車いす座位姿勢を見る際も車いすの各パーツに身体の重さがきちんと乗っているかどうかを見ることが大切で、特に、

・足底に重さが乗っている
・大腿後面に重さが乗っている
・アームサポートに上肢の重さが乗っている
・背もたれに背中が広く接触してリラックスできている

この4点を確認することがポイントです。

2 頭部・胸郭・骨盤の位置関係を3方向から見る

重さを支える面ともう1つ、"3つのかたまり"、すなわち頭部・胸郭・骨盤の位置関係を3方向から把握することは、座位姿勢を理解するうえで、また車いすの適合を判定するうえで大変重要です。

1）側面（横から見る）

人の身体を横から見ると、図3-1のように頭部・胸郭・骨盤という3つのかたまりが、頸椎と腰椎をつなぎ目にして並んでいることがわかります。

座位姿勢を考えるうえで、3つのかたまりの位置関係を捉えることが重要です。図3-2のように骨盤の傾きによって胸郭や頭部の位置関係は変化します。骨盤が前傾しすぎても、後傾しすぎても、身体のどこかにストレスが加わってしまいます。

2）前額面（正面から見る）

座位姿勢を正面から見る時には、まず骨盤と肩の左右差をチェックします（図3-3）。

肩の左右差は目立つため、対応がなされていることもありますが、土台である骨盤に左右の高さ違いがあると、その上にある脊柱や肩、頭はすべて不安定で傾いてしまいます。まず、骨盤の傾きを確認して、土台となる骨盤を平坦にしてから脊柱、肩、頭位置を修正します。

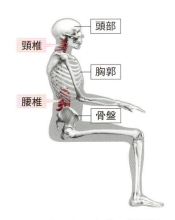

図3-1｜ヒトの身体の側面図

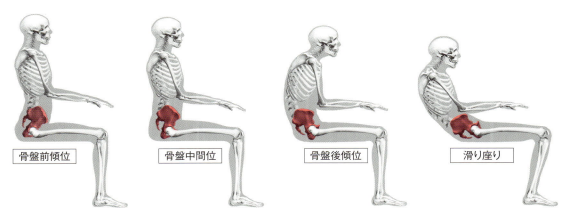

| 骨盤前傾位 | 骨盤中間位 | 骨盤後傾位 | 滑り座り |

図 3-2 | 骨盤前傾位・中間位・後傾位・滑り座りの変化

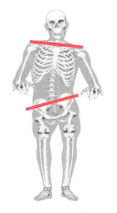

図 3-3 | 座位姿勢チェック（正面図）

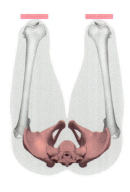 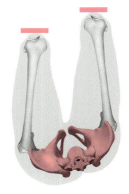

膝の位置を左右比べて、左右差がないかチェック

図 3-4 | 座位姿勢チェック（水平面）

3）水平面（上から見る）

膝の前後位置を見ることで水平面上の姿勢をチェックできます（図 3-4）。膝位置に前後差のあるケースでは、脊柱に側弯（側方へのゆがみとねじれ）を伴う場合が多く、多かれ少なかれ身体が全体的にねじれたり傾いたりしています。この時も、まず土台となる骨盤位置を修正することから始め、下のほうから上に向かって順番に修正していくことが大切です。

3 骨盤後傾位の影響

特に、高齢者では骨盤が後傾して脊柱が屈曲した姿勢が多くみられます。骨盤が後傾した姿勢は、脊柱の変形や拘縮につながりますし、前方を見るためには頸を伸展しなければならないため、楽に前方を見るために「滑り座り」につながるケースもあります。

1）やってみましょう

背もたれのある椅子で、骨盤後傾位（背中を丸くして、頸を伸展した状態）で前方を1分間見続けます。その後、滑り座りになって同じところを1分間見続けます。頸の後ろの疲労感はいかがですか。

滑り座りは、頸部の伸展による負担を軽くするために胸椎と腰椎が無理して屈曲している姿勢とみることもできます。

2）滑り座りの悪影響

滑り座りは、重さを支える面からみると、大腿後面がシートに接触せず重さを支えていない状態で、体幹は背もたれに接触しているものの、背もたれ上端のみに重さがかかり胸郭下部や骨盤の支えはない状態となり、結果的に坐骨や尾骨に重さが集中してしまいます。

また3つの"かたまり"の視点でも、骨盤が後傾し胸郭が後方に位置して体幹は重力に押しつぶされたように丸くなってしまうことで、呼吸が浅くなったり、飲み込みづらくなったり、長期間続けば不可逆的な円背となるおそれもあります。

滑り座りは、重さの面からみても"かたまり"の位置関係の面からみても、不良姿勢であることが理解できます。

3）骨盤後傾位による関節可動域の違い

骨盤が後傾位と中間位では、肩や体幹の可動域にも違いが出ます。肩関節の運動は、肩甲骨や脊柱の動きと関係していますので、骨盤が後傾し、脊柱が屈曲、肩甲骨が外転（外に開いた状態）していると肩は本来の動きを発揮することができなくなります。また、脊柱が屈曲していると体幹の回旋可動域も制限されるため、車いす上で振り向いたり、ゴソゴソ動いたりしづらくなり、座位の自由度が奪われてしまいます▶

動画 ▶ ch.4

また、骨盤後傾位による肩の可動域制限は、車いす駆動にも影響を与えます*。

＊p.101「両手駆動」参照

活動的な生活のためには、骨盤後傾位で脊柱を曲げて座るのではなく、脊柱の可動性が残存し、可能であるなら少しでも骨盤を起こした姿勢で座ることが重要です。

4 足位置の影響

座位姿勢は、さまざまなものから影響を受けています。なかでも足の位置は骨盤に大きな影響を与えるため重要です。

1）前後位置（図3-5・a）

足が前のほうにあればあるほど骨盤は後傾しやすくなります。特に大腿後面のハムストリングスと呼ばれる筋が短縮している人（p.100 図3-16参照）では、少し足が前に出るだけで（フットサポートに足を乗せるだけで）骨盤が後傾してしまいます。ベッド上で膝がまっすぐ伸びず曲がったまま

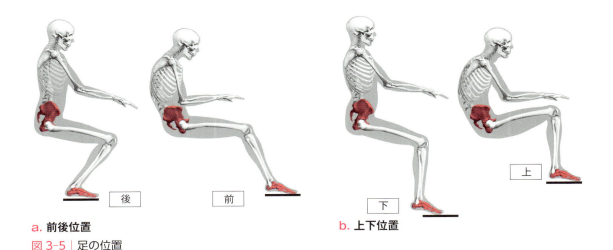

a. 前後位置　　　　　　　　　　　　b. 上下位置
図 3-5｜足の位置

の人はこの傾向がありますので、車いす上での足の位置が前に行きすぎないように注意が必要です。また足が後ろに行き過ぎると、胸郭や頭が前に倒れやすくなりますので注意してください。

2) 上下位置（図 3-5・b）

足の位置が上にある（股関節屈曲角度↑）ほど骨盤は後傾しやすく、下に下がる（股関節屈曲角度↓）と骨盤は中間位方向に起こしやすくなります。

座位姿勢で土台となっている坐骨や骨盤と足は、姿勢全体に大きな影響を与えていることを知っておきましょう。

5　姿勢の変化と圧力の変化

姿勢が変わると支えている身体の部位も変化します。たとえば、骨盤中間位では多くのケースで尾骨は座面と接触せず圧力をほとんど受けませんが、骨盤が後傾したり、滑り座りでは尾骨は座面に接触して圧力を受けるようになります。

◆やってみましょう

尾骨に指を当てた状態で、骨盤を中間位から後傾位にしてみましょう。ある程度後傾すると指が座面と尾骨に挟まれますので、尾骨に圧力がかかることがよくわかります（滑り座りになると、もっとはっきりします）。

たとえば、尾骨部の褥瘡のケースでは、骨盤中間位で座っていれば褥瘡はよくなるかもしれませんが、骨盤後傾位や滑り座りで座っていると、尾骨部の褥瘡は悪くなる可能性があります。

座る姿勢によって、「座位で褥瘡が治せる場合」と「座位で褥瘡が悪くなる場合」とがあることを知っておいてください。

3章　座位を支えて楽に動ける環境整備

2 車いす

1 車いすを選ぼう

（1）車いす選びのコンセプト

1）車いすでできること

◆「運ぶ」

　車いすは、人を運ぶ道具として使用されることがあります。美術館などの公共施設や病院の外来などで短時間・一時的に使用されるものは「人を搬送」するための車いすです。

◆「移動」する

　座ったまま「移動」できることは、車いすの最大の特徴です。歩行に制限のある人も車いすで移動することにより、生活範囲を広げることができます。車いすによる移動にはバリエーションがあり、自分で駆動して屋外に行く人もいれば、電動車いすを使って外出する人もいます。自分では操作せず介助者に押してもらう人もいるでしょう。自動車に車いすを積んで出かける人もいます。

　一方、屋内（自宅内）での移動では、屋外と比べて直進する機会は減り、逆に方向転換の機会が増えます。このように、「移動」だけを考えても車いすにできることはさまざまですし、場所や使い方によって車いすに求められること（重さ、直進性、旋回性、動力など）も変わってきます。

◆「座る」

　長期臥床による悪影響が広く認識され、ベッドから離れて「座る」ための用具としても車いすはずいぶん活用されています。しかし、「どのように座っているか？」の検討はまだまだ十分ではありません。

　「座位」によって起こることは、よいことばかりではありません。滑り座りなど「不適切な座位」で座ることは、身体を緊張させたり褥瘡の原因になったりしますし、それが長期間に及べば、拘縮や変形など不可逆的な二次障害を引き起こす可能性もあります。

　車いすに座ることで、座位の恩恵をできるだけ受けるために、そして座位で起こる悪いことを最小限に抑えるために、「どのように座るか」をよく考える必要があります。

　人は、身体に合っていない車いすにも座ることができてしまいますが、その場合は「不適切な座位」になりがちです。「座ることができているから

2　車いす　89

大丈夫」ではなく、「どのように座っているか」の視点をもち、生活範囲を広げるための第一歩として、まずは身体に合った車いすを選ぶことから始めてみましょう。

◆「移乗」する

　車いすを活用して、活動的な生活を送るためにも、よい姿勢で座るためにも、「移乗」は大切な要素です。車いすには移乗を楽にするための工夫が肘掛けや足置きなどにいくつかありますので、「移乗」の側面からも、利用者に合った車いすを選ぶ必要があります。

2）「移動」「座位」「移乗」3 要素の配分を決める

　人を「運ぶ」ための車いすは、短時間かつ一時的な使用なので、いわゆる "大は小を兼ねる" 的な車いすで対応できますが、暮らしや仕事の中で使う車いすはそうはいきません。車いす 1 台ごとに 3 要素の配分を考える必要があります。

　3 つの要素は、「移動」+「座位」+「移乗」＝ 100 点となるように、何かを優先したら他の何かの点数が下がるような関係性をもっています。

　たとえば、

- 足駆動のために座面を低くしたら、移乗の時に立ち上がりにくくなった（移動↑・移乗↓）
- コンフォート型車いす（次ページ参照）にしたら長時間リラックスして座れるようになったが、座面が高くなったため立位移乗がしづらくなった（座位↑・移乗↓）
- 背もたれが高いために車いすの後ろから本人のお尻を引っ張れなくなり、これまで行っていた抱きかかえ移乗では難しくなった（座位↑・移乗↓）

など、何かを足せば何かが引かれてしまいます。

　「移動する」「座る」「移乗する」の 3 要素すべてが満点の万能車いすがあれば、車いす選びはとても簡単なのですが、そのような車いすは今のところ存在しません。3 つの要素を適切に配分するには、本人が「どのような課題を抱え」「どのような生活を実現したいのか」をよく知ることはもちろん大切ですが、「この車いすには何ができるのか」という、車いすでできることや車いすの可能性についても知っておく必要があります。

(2) 車いすの種類と特徴

1）車いすの種類

◆標準型車いす（写真 3-1）

　自分で操作できる自走用（a）と、他者が操作する介助用（b）があります。

◆簡易モジュラー（調整式）車いす（写真 3-2）

　肘掛けの高さの調整や足置きの調整などが可能ですが、モジュラー型ほどの調整幅はありません。

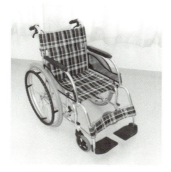
a 自走用標準型

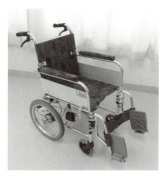
b 介助用標準型

写真 3-1 | 標準型車いす

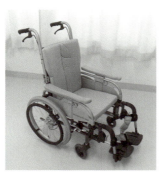
写真 3-2 | 簡易モジュラー（調整式）車いす

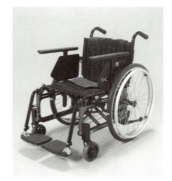
写真 3-3 | モジュラー型車いす
（写真提供：ラックヘルスケア株式会社）

◆ **モジュラー型車いす（写真 3-3）**

さまざまな部品の組み合わせでできており、調整できる箇所も多く、利用者の身体に合わせて対応できます。

◆ **コンフォート型車いす（姿勢変換機能付き）**

リクライニング機能やティルト機能＊があり、本人が車いすに乗ったまま姿勢を変えることができます。コンフォート型には姿勢変換機能に加え、姿勢保持に関する調整機能（頭部、頸部、肘掛けなど）も充実しています。

＊p.96「座と背の角度」参照

2）車いすは「移動」「座位」「移乗」に必要な要素を組み合わせて選ぶ

「移動」「座位」「移乗」の配分が決まると、車いすに求められる要素も絞ることができます。

「自走用」か「介助用」の選択だけではなく、車いすのサイズ、座面の形状や、最近では角度、背もたれ、足置き、肘掛け、角度変更の必要性など、利用者の身体状況や使い方や生活場面に合わせて、車いすを「必要な要素を組み合わせて選ぶ」ようになってきました。

次項以降で各パーツの特徴を「座位」「移動」「移乗」のそれぞれの側面から紹介します。車いすを「必要な要素を組み合わせて選ぶ」ための一助にしてください。

2 楽に座るために

(1) 座と背の支え

1) 座の支え

　座面は、骨盤と大腿部が接触しており、体重の半分以上がかかっています。骨盤のうち直接座面に触れているのは坐骨ですが、坐骨は三角形を反対にした形をしており、体重を支えた時に不安定になりやすい形状です。一方、大腿部の後面は軟部組織（筋肉など）が多く存在しており、形状も2本の棒状ですので、坐骨より安定して体重を支えることができます。

　安定した座位姿勢のためには、不安定な坐骨と安定する大腿部の両方を使って、広い表面積で体重を支えることが重要です。

◆ 座面の種類

a スリングシート（布張り）（図3-6）

　大腿部が接触しづらいため、坐骨に圧力が集中します。また、シートが少なからずたわんでいるため、中央から少しでもずれた位置に座ると坐骨は倒れてしまいます。折りたたむのにはよいですが、楽に安定して座るための座面としては不適切です。

b 平坦で硬い座面（図3-7）

　やはり大腿部が接触しづらいため、坐骨に圧力が集中します。また、もともと不安定な坐骨に体重が多くかかるために、座位は不安定になります。

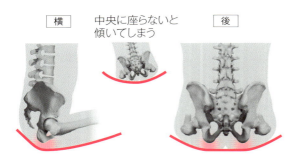

図3-6 | スリングシート（布張り）

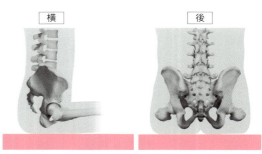

図3-7 | 平坦で硬い座面

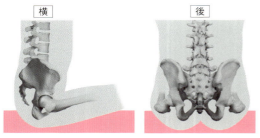

図3-8 | 平坦でやわらかい座面

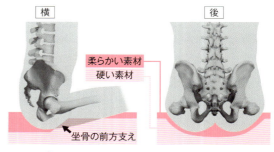

図3-9 | コントゥアシートの座面

c 平坦でやわらかい座面（図 3-8）

坐骨が沈み込んだ分だけ接触面積が広くなり、圧力は分散されます。坐骨が沈み込む分、大腿部も接触しやすくなり、さらに圧力は分散します。

d コントゥアシート*の座面

*contour とは英語で「形に沿う」という意味がある

大腿部を支える部分に対して坐骨の部分が下がり、身体形状に沿った形になっています（図 3-9）。接触面積と圧分散だけを考えると、上記「c 平坦でやわらかい座面」と変わりませんが、大きな違いは「坐骨の前方支え」（図 3-9 矢印）があることです。

◆「坐骨の前方支え」（アンカーサポート）の役割（図 3-10）

坐骨の前方支えは、B のように働き、坐骨の前滑りを止めてくれる一方、A の仙骨サポートと協同して骨盤を前後から挟み込むことで、骨盤の後傾を防いでくれます。「坐骨の前方支え」と「仙骨サポート」は骨盤が後傾しやすいケースに対して、骨盤を起きた状態で保ってくれる重要な役割を果たします。

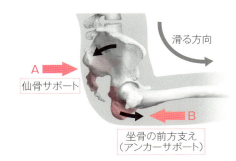

図 3-10 | 坐骨の前方支えと仙骨サポート

2) 背の支え

◆ 背のどこを支えるか

背の支えは、通常「仙骨」と「下部胸郭」の 2 カ所を支える必要があります（図 3-11）。高すぎる背もたれで肩甲骨周囲まで支えてしまうと、肩甲骨の動きを妨げることになるので、肩甲骨は支えずに「にがす」ことで、手を高く挙げる動作や、肩の伸展（車いすをこぐ動作）が行いやすくなります。

一方で、「仙骨と下部胸郭」を支えても、身体が前や横に倒れてしまうような、体幹保持能力が低いケースでは、肩の運動を制限してでも肩甲骨の高さまで支える必要があります。肩甲帯を支えることで、肩関節の大きな運動範囲と引き換えに安定して座ることができます。このようなケースでは肩を伸展することは難しくなりますが、体幹が安定することにより、身体の前であれば上肢が使いやすくなります（食事動作など）。

背の支えは、「仙骨」と「下部胸郭」の 2 カ所で支えてみて、支えきれなければ、肩甲骨や頭部の支えを足していくようにします。

◆ 布 1 枚物と背張り調整式の背もたれ

標準型車いす（写真 3-4）では、1 枚の布で背もたれを作っていますので、何ら調整はできません（図 3-12）。

これに対して、背張り調整式の背もたれ（写真 3-5）は、面ファスナー

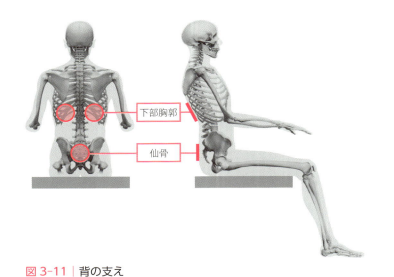

図 3-11 | 背の支え

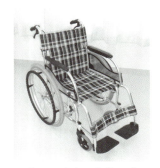

写真 3-4 | 布1枚物の背もたれ

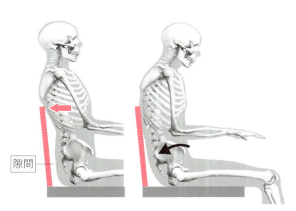

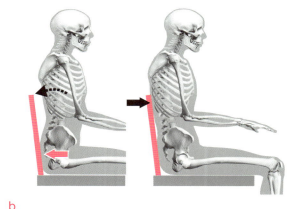

a
胸郭を背もたれに合わせると、仙骨と背もたれの間に隙間ができてしまい、この隙間で骨盤が後傾して、背中は丸くなってしまいます。

b
殿部を後ろに下げて骨盤を背もたれに合わせると、今度は胸郭が背もたれに押されてしまい、結局背中は丸くなってしまいます。

図 3-12 | 布1枚物の背もたれ

（マジックテープ/ベルクロ）で各ベルトの張りを強めたり弱めたりすることで、本人の背中の形状に合わせて調整することができます（図 3-13）。

◆ 背張り調整の落とし穴（カバーの付け方）（図 3-14）

背もたれの背張り調整をした後にカバーやクッションを付けますが、その装着方法が背張り調整の効果を左右します。

カバーを b のように「ピンと張って装着」すると、接触面積は a の布1枚物背もたれと変わらなくなってしまい、せっかくの背張り調整の効果がなくなってしまいます。身体に沿った背もたれを作るためには、カバーもその形に沿って装着する必要があります。

うまく付けるには、カバーを2つに折りたたんだ状態で左右どちらかの背パイプ側の面ファスナーに取り付け、取り付けた側から背張り形状に合

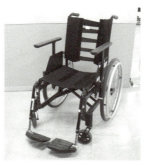

写真 3-5 背張り調整式の背もたれ

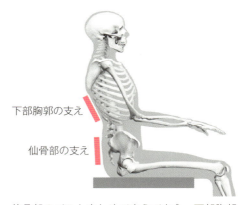

下部胸郭の支え

仙骨部の支え

仙骨部のベルトをしめて支えてから、下部胸郭の支えを緩めることで仙骨と下部胸郭両方を支えることが可能となります。3つのかたまりの位置関係の調整もできます。

図 3-13 背張り調整式の背もたれ

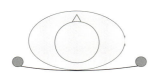
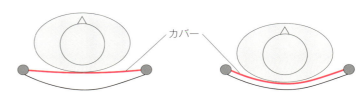

a 布1枚物の背もたれ

b 背張り調整（＋）
　カバーを強く張って装着

c 背張り調整（＋）
　カバーをベルトに沿わせて装着

背の形状に沿っておらず、接触面積が少ないため、圧が集中しやすい状態。

背張り調整を適切にしても、カバーを強く張って装着すると、身体に沿わなくなり、接触面積が少なくなる。

背張り調整を行った後、カバーをベルトの張りに沿わせると身体に沿った背の形状となる。

図 3-14 背張りカバーの模式図

わせて装着し、最後に反対側の背パイプ側に取り付けると、背張り具合とカバーの形がうまく沿います。

◆ 背もたれへの「もたれ直し」

　本来、背張り調整をする時は、背もたれから本人の背中を離して行います（前かがみになるか、車いすから降りてもらう）。ただし、張ったり緩めたりして試行錯誤している時には、本人が背にもたれたまま背張り調整を行うこともありますので、この場合には、背もたれからいったん本人の背を離して、「もたれ直し」（ベッドでの抱き起こしと同様）をする必要があります。

　これにより、背もたれへのもたれ方が変化するため、本人の圧迫感やずれが解消されるとともに、背張り調整後の座位姿勢を正確に評価することができます。

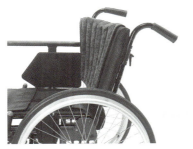
a 背角度調整

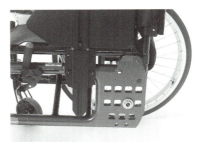
b 座角度調整（車軸位置の変更）

写真 3-6 | 角度を調整して固定するタイプ

（写真提供：ラックヘルスケア株式会社）

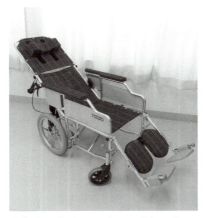
写真 3-7 | リクライニング車いす

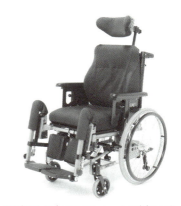
写真 3-8 | コンフォート型車いす（ティルト・リクライニング機能付き）

（写真提供：ラックヘルスケア株式会社）

（2）座と背の角度

1）座と背の角度調整・2つのタイプ

◆ 角度を調整して固定するタイプ（写真 3-6）

a **背角度調整**：背角度を調整して固定できます。

b **座角度調整**：座面角度を、前下がり、水平、後ろ下がりに調整して固定できます。車軸の位置やキャスタの位置、駆動輪の大きさなどで調整します。

◆ 角度を自由に変えられるタイプ

a **リクライニング機能**：背もたれの角度（座背角）を変えることができます（写真 3-7）。

b **ティルト機能**：背もたれの角度（座背角）を変えない状態で、座と背を一体にして動かせます。

　リクライニング機能のみ、ティルト機能のみ、ティルト・リクライニング機能両方付きのコンフォート型車いす（写真 3-8）の3種があります。

2) 角度の調整が必要な場合とは

◆体幹の保持能力が不十分なケース

　仙骨と下部胸郭を支えてもうまく座れないケースで、身体の緊張が低い人の場合には、横に倒れたり前に倒れたりしてしまいます。逆に緊張が高い場合には、横や前に倒れまいといっそう緊張を高めてしまい、身体を反り返らせたり、体幹を棒のように固めたりしています。このようなケースには、座と背の角度調整やティルト・リクライニング機能が必要です。

◆股関節の屈曲角度が不十分なケース

　車いすの「座と背の成す角度」（座背角）と本人の「股関節屈曲角度」の大きさが重要です。股関節屈曲角度が、「座と背の成す角度」より大きければ、その車いすには座ることができます。

　股関節屈曲が「座と背の成す角度」より小さければ、滑り座りの姿勢でしか座ることができず（坐骨を後ろへ引くことができない）、身体と車いすの間には隙間ができてしまいます。このようなケースでも、座や背角度の調整が必要になります。

◆その他

　座や背角度の調整は、起立性低血圧などの症状管理を目的に使用されますし、嚥下障害のあるケースで食事や経管栄養場面で使用することもあります。経管栄養のケースで、ベッド上で背上げ姿勢が持続できない（姿勢が崩れる、ずれてしまい腹圧がかかる）場合や逆流が起こりやすい場合は姿勢保持と角度調整が重要なため、コンフォート型車いすのティルト・リクライニング機能を積極的に活用します。

3) ティルト・リクライニング機能を有効に使うためのポイント

◆ずれへの対応

　リクライニングで背もたれを倒していくと、殿部が前へずれる力が増えていきます（図3-15-a）。そのまま滑っていけば、滑り座りになりますし、殿部と座面の摩擦で滑らずに止まっていれば、その部分に大きな応力が発生して褥瘡のリスクが高まってしまいます。どちらにしても、背もた

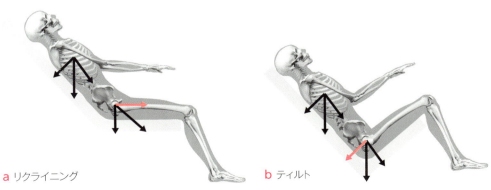

a リクライニング　　　　b ティルト

図 3-15 | ティルトとリクライニング

れが倒れた分だけ生じてくる殿部前ずれの力をコントロールしないかぎり、有効なリクライニングの活用はできません。

　ティルトを使用して適切な角度にすると、殿部にかかる力が、前から後ろ（背もたれ側）へ変わります。背中は背もたれにしっかりもたれることができて体幹は安定するため、リラックスした姿勢がとりやすくなります（図3-15-b）。また、座面にかかっていた圧力を背中のほうに少し移すことができます。

　ティルト機能とリクライニング機能が両方ある車いすでは、先にティルトをしてからリクライニングをすると、殿部が前ずれしにくくなります▶。

動画 ▶ ch.4

(3) 手足の支え
1) 上肢を前で支える工夫
　麻痺した上肢の重さによって身体が倒れたり、不安定になったりしている場合は、腕の支え場所を身体の前に作ることが有効です（写真3-9・10）。
　前にもたれる形になるこの姿勢は、前への重心移動のトレーニングや、後方へ反り返る人のリラクゼーションなどにも活用します。

2) 足の支えと足位置の工夫
　フットサポート（足置き板）に乗せた足が落ちないようにする工夫がいくつかあります。

◆両下腿の後ろにベルトが付いているもの（写真3-11）
　この方法はよく行われますが、欠点は足が後ろに引けないことです。座位の状態では足位置が前に出るため、骨盤は後傾しやすくなり、特にハムストリングスが短縮して膝が伸びきらないケースでは滑り座りにつながります（図3-16）。また、立ち座りの時に足を後ろに引けないため動作が行

---

column　車いす各部名称

　本章で使用する用語は図中で確認ができます。なお、複雑な表現を避けるため、現場で慣例的に使用している用語（背もたれ、足置き、肘掛けなど）をあえてそのまま用いている部分があります。
- ハンドリムは、本人が駆動する時に把持する部分で、本人が駆動しない「介助用」の車いすではハンドリムが付いていないものもあります。
- リクライニングは、背パイプの角度が変わることを意味します、また「背張り調整」は、バックサポート（背もたれ）の布の張り具合が調整できることを意味しています。
- レッグサポートは下腿背面を支えるもので、フットサポートは足底を支える部分です。足置きは、レッグサポートとフットサポートおよびそれを構成しているパイプ部分すべてを含んだ、赤い線で囲んでいる部分全体を意味しています。
- ティッピングレバーは段差昇降時などに介助者が足で踏んでキャスタを上げるための部分です▶。

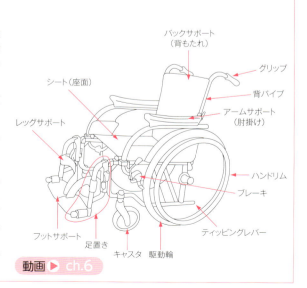

動画 ▶ ch.6

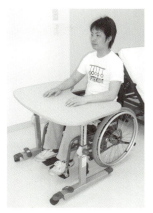

写真 3-9｜リハビリテーブル

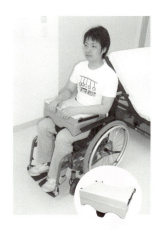

写真 3-10｜腕まくら
（製品写真提供：株式会社ユーキ・トレーディング）

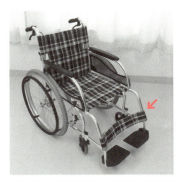

足位置が前に出されるため骨盤が後傾しやすくなる。また足が後ろへ引けないため、足駆動や立ち座りの動作を阻害する

写真 3-11｜ベルトで支える

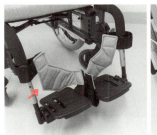 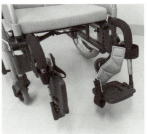

足位置を後ろに位置しやすい形状。左右独立しているため、麻痺側のみにつけて、健側は外すなどの工夫が可能

写真 3-12｜片足ずつベルトが付いている

いづらく、着座動作後には浅い座位になりがちです。

◆踵に片足ずつベルトが付いているもの（写真 3-12）

座位時の足位置が調整しやすく、立ち座りの動作も阻害しません。

◆フットサポートの角度が変えられるもの（写真 3-13）

足関節の角度を調整することで、足が落ちにくくなり、ベルトが必要なくなる場合があります。また座位姿勢にもよい影響が出るケースもありますので、フットサポートの角度を調整してみることをおすすめします（新幹線のグリーン車などにつま先上がりの足置き板がありますが、平らな床に足を置くより、少しつま先上がりの板に足を乗せたほうが脚も身体も安定します）。

ティルト・リクライニング機能付きの車いすでも、同じように足の支えは大切です。リクライニング機能付きの車いすでは、背もたれを倒した時

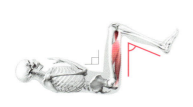
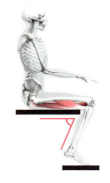
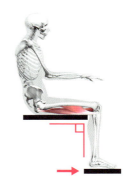

a 臥位

股関節90度の屈曲位で上図のように膝が伸びない場合

b 骨盤中間位

骨盤を立てて座るためには、足をこれ以上前には出せない

c 座位

無理に足を前に出すと、坐骨が前ずれを起こす

ハムストリングスは、大腿の後面にある筋肉で坐骨から脛骨まで続く長い筋肉です。ハムストリングスが短縮すると、臥位で両側一緒に股関節を90度に曲げた状態では、膝が十分伸びなくなります（a）
ハムストリングスが短縮した人が座った場合、足位置を前にすればするほど、ハムストリングスが坐骨を前に引っ張りだすため、「滑り座り」の原因になります（c）。骨盤を立てて（骨盤中間位）座るためには、足を前に出しすぎないようにします（b）

図 3-16｜ハムストリングス短縮と滑り座りの関係

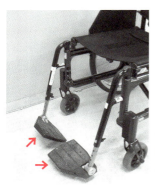

足底に荷重しやすい角度に調整することで、姿勢保持に有効。足関節の拘縮にも対応できる

写真 3-13｜フットサポートの角度調整ができる

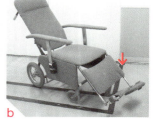

a　　　　　　b

写真 3-14｜さまざまな調整ができるタイプ

（写真提供：ラックヘルスケア株式会社）

に足の位置を上げる目的で、「挙上式足置き」（エレベーション）がよく使われます。

◆さまざまな調整ができるもの

写真 3-14-a のタイプは、フットサポートの高さや角度が調整できて、かつ下腿後面の支え（写真 3-14-b 矢印部分）も前後位置を調整できますので、ハムストリングスが短縮して膝に屈曲拘縮のあるケースにも適応できます。また、膝の拘縮に左右差があるケース（ほとんどのケースに左右差があります）でも、左右別々に調整ができるため、適切な足の位置で支えることができます。足の位置が適切になることで、その上に位置する骨盤・胸郭・頭の安定につながっていきます。

一方、写真 3-14-b のようにフットサポートや下腿後面の支えが左右一

> **column** 身体の重さ
>
> 　身体の各パーツの重さは意外と重いのです。体重70kgの筆者では、頭はボウリング玉と同じくらい（5kg）、上肢1本で砂糖袋3つ分（3kg）あります。普段私たちがその重さを感じないのは、脳がうまく働いているからです。ひとたび麻痺が起こると、上肢は3kgの重さで体幹を引っ張り（3kgの鉄アレイを持っているのと同じ状態）、横に倒そうとします。座位を考える時には、上肢の重さをあなどってはいけません。一方、頸や体幹の筋はボウリング玉（頭に5kgのおもりを乗せるのと同じ）を支えなければいけませんので、最大限に筋肉を収縮させて頭を支えようと頑張ります。
> 　筋肉は「支える」仕事をしながら「動く」ことが苦手ですので、正常な嚥下や呼吸に必要な筋の「動き」は制限されてしまいます。このようなケースでは、車いすが頭と体幹を支えることで、頸の筋は「支える」ことから解放され、「動き」やすくなり、嚥下や咳がしやすくなる場合があります。

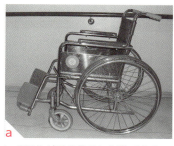 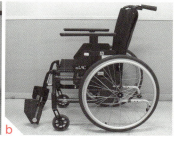 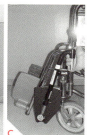

bのほうが足を後ろに位置できる
写真3-15｜フットサポート位置による違い

体型の車いすは、ハムストリングスの短縮や左右差がないケースが適応になります。
　写真3-15のaとbは同じように見えますが、cの写真のように、実はaの車いすはbに比べてフットサポート位置が、ずいぶん前方に位置しています。フットサポートに足を乗せたままの状態であれば、bに比べてaに乗っている人は、骨盤が後傾しやすく、背中が丸くなりやすいはずです。bに乗っている人は、骨盤が起こしやすく、フットサポートに足を乗せたままでも前方への重心移動が行いやすいはずです。

3　楽に動く・楽に移るために

(1) 楽に動く：移動

1) 両手駆動

◆効率のよい両手駆動

　効率のよい駆動のためには、1回の駆動でハンドリムをより長い距離で押せることが必要です▶。

　車いす側の要件として、駆動輪の大きさと車軸の位置が重要です。
　駆動輪は、小さすぎると一回しも小さくなり、何回も駆動しなければ前に進みません（図3-17-c）。一方、大きすぎても肩が外転（わきが開いて）して駆動効率は悪くなりますので（図3-17-a）、体形や座位姿勢、駆動方法から適切な大きさを選ぶ必要があります。

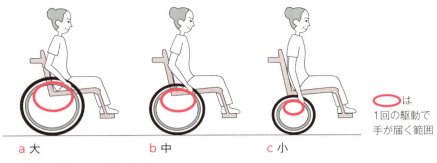

a 大　　b 中　　c 小

○は1回の駆動で手が届く範囲

図 3-17 | 駆動輪の大きさ

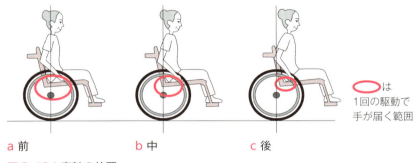

a 前　　b 中　　c 後

○は1回の駆動で手が届く範囲

図 3-18 | 車軸の位置

　車軸の位置は、通常背もたれのパイプの延長線上に位置しますが、これより少し前にあると、駆動しやすくなります（図 3-18）。ただし車軸が前であればあるほど、車いすは後方に転倒しやすくなりますので注意が必要です。

　そのほかにも、座幅が広すぎるなど身体に合っていない場合には駆動効率が悪くなり、ひどい場合には肩や手関節をいためてしまうこともあります。

◆効率の悪い両手駆動（写真 3-16）

　一方、座と背の支えは駆動においても重要で、安定して動きやすい座位姿勢を確保する必要があります（a）。同じ車いすに座っていても滑り座りであれば駆動効率が大きく悪化します（b）▶。

動画 ▶ ch.4
*p.86「骨盤後傾位の影響」参照

　滑り座りでは、肩の可動域*や前方への重心移動が妨げられ、効率のよい駆動にはなりません。

2）足駆動

◆効率のよい足駆動

　効率のよい足駆動のためには、a 足底が地面に接触し、b 重心の前方移動を伴いながら、c 膝が屈曲できることが必要です▶。これらの条件が整わなければ、殿部が前ずれを起こしやすい動作となります▶。

動画 ▶ ch.4
動画 ▶ ch.4

　a b のためには、足底が着く程度の座面の高さで、座の角度は前が上がりすぎないほうが適しています。また座と背の支えでは、前述の坐骨前方サ

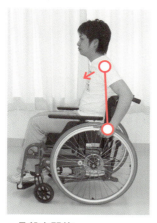
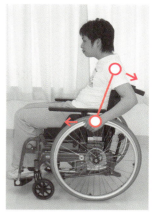

a 骨盤中間位
骨盤が起きた姿勢で座ると、前方への重心移動がスムーズで駆動しやすい

b 骨盤後傾位
滑り座りでは、駆動するたびに背は後方へ、臀部は前方へずれていく

写真 3-16 | 両手駆動（側面での比較）

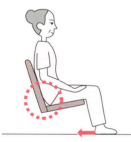
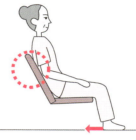
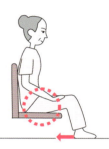

a ティルト角度・つきすぎ　　**b 背角度・倒れすぎ**　　**c 座の高さ・低すぎ**

図 3-19 | 足が地面に着いていても、足駆動がしづらい例

ポートと仙骨サポートにより骨盤が安定し、かつ下部胸郭が支えられていることにより、前ずれせずに効率よく足駆動できます。

◆ **効率の悪い足駆動（図 3-19）**

反対に、足底が地面に着いていても、前方への重心移動を阻害するような座と背では前ずれしてしまいます。

3) 介助で動く

◆ **押し手（グリップ）の位置**

介助者が車いすを押す場合には、介助者が最も押しやすい高さにグリップの位置が調整できる車いすもあります（**写真 3-17**）。高さが変わることで介助者の腰への負担が減り、腰痛予防に有効です。

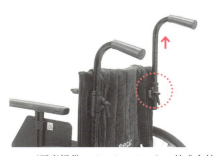

（写真提供：ラックヘルスケア株式会社）

写真 3-17 | グリップの位置が調整できる

（2）楽に移る：移乗

1）肘掛け（アームサポート）の長さと高さ

◆長さ（写真 3-18）

肘掛けをどう使うかによって長さを考える必要があります。肘掛けの先のほうを握っている人はいないでしょうか。その人は、安定して「座る」ために使っていたり、「移動」のために肘掛けの先を体重の前方移動の支点にして足駆動をしたりして活用しています。

たとえば立位移乗をする人で、立ち上がりに使う場合を考えてみます。肘掛けの長さは、座面前端まであると動作が行いやすいこともあれば、方向転換時にお尻が引っかかることもあります。立位移乗でもどのように動作を行っているかによって肘掛けの長さや形状を決める必要があります。

◆高さ

食事など机を使用する場面では、机との兼ね合いも考える必要があります。高さ調節ができる机で対応するのか、肘掛けの高さ調整や形状を変えるなど車いす側で対応するのか、決めたほうがよいでしょう。

2）肘掛けの外れ方（写真 3-19）

上に抜けるタイプ（a）は、移乗時に外したらまた付けなければなりませんので、置き場所を考えておく必要があります。特に自立移乗の場合には、移乗後に自分の手が届くところに置く必要があります。

跳ね上げタイプには、①跳ね上げだけ、②跳ね上げてかつ脱着できる（b）、③跳ね上げてかつ後ろに回せる（c）の 3 つがあります。移乗時に後方から介助が必要なケースで①を選ぶと、介助者のスペースが確保できなくなってしまいますので、上に抜けるタイプか跳ね上げタイプの b か c を選ぶ必要があります。

3）足置きの外れ方（写真 3-20）

足置きが外れると、移乗対象物（ベッドや便器など）と車いすのすき間が減るので、臀部を移動する距離が短くなり、移乗が行いやすくなります。また方向転換のとき、下腿や足部が足置きに引っかかったり、ぶつかったりすることもなくなるので安全な移乗につながります。

足置きの外れ方には、スイングアウト（外側に回す）して外すタイプ（b）と、スイングアウトせず真上に引っ張るだけで抜けるタイプ（a）があります。

スイングアウトして外すタイプでは、一度車いすをベッドから離した状態で（b・2）足置きを外してから（b・3）、移乗位置に車いすを移動する（b・4）必要があります。足を乗せない状態で車いすの向きを変えるので、人が乗った状態では難しくなります。移乗のたびに足置きの付け外しをするケースでは、真上に外れるタイプを選びます。

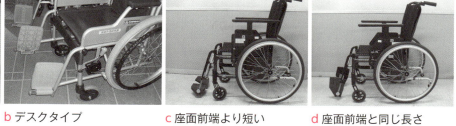

a 固定　　b デスクタイプ　　c 座面前端より短い　　d 座面前端と同じ長さ

写真 3-18 | 肘掛けの長さ

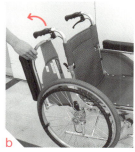
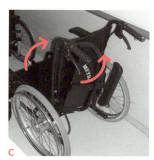

a 上に抜ける　　b 跳ね上げ＋外れる　　c 跳ね上げ＋回せる

写真 3-19 | 肘掛けの外れ方

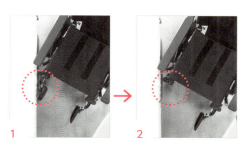

a 真上に外れるタイプ

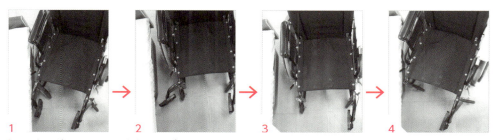

b スイングアウトして外すタイプ

写真 3-20 | 足置きの外れ方

4）リフト移乗では移乗先を吊り姿勢に合わせる

どんな車いすでも、基本的には吊り姿勢と移乗先の形状を合わせることでうまく着座できます。

標準型の車いすの場合は、キャスタを上げて、図 3-20 のように角度をつけた状態で着座をすると深く座ることができます。ティルト・リクライニング機能付きの車いすの場合は、前もって吊り姿勢に合わせておけば、キャスタを上げる必要がないので、楽に着座することができます。

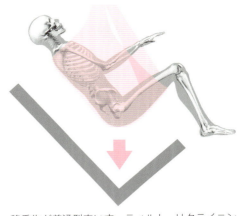

移乗先が普通型車いす、ティルト・リクライニング機能付き車いす、ベッド、どこでも吊り姿勢とあわせることができればうまく着座できます

図 3-20 ｜ 吊り姿勢と移乗先を合わせる

通常はティルト・リクライニング機能付きの車いすに深く座ることは苦労することが多く、移乗後に座り直しが必要な場合が少なくありません。しかし、リフトを使うと座り直しも含めて簡単にできてしまいますので、相性のよい福祉用具の1つといえるでしょう。

（3章2　製品写真以外の写真提供：健和会補助器具センター/適寿リハビリテーション病院）

3章　座位を支えて楽に動ける環境整備

3 クッション

1 車いすにクッションは必須

*p.92 参照

　「座の支え」の項*でふれましたが、スリングシート（布張り）の座面は、車いすに「座る」ための座面としては不適切ですし、車いすで「動く・移動する」ための座面としても骨盤を安定させることができないので不適切です。

　しかし、世の中で使われている車いすの座面がほとんど布張りであることを考えると、「座る」「動く・移動する」ために車いすを活用する利用者にとって、骨盤を安定させるためにクッションは必須の付属品になります。

2 クッションの選び方

　クッションの目的は、大きく分けると、① 圧再分配、② 姿勢保持、③ 動きを助ける、という 3 つです。3 要素すべてに満点のクッションはありませんので、何を優先するかを考える必要があります。

1）圧再分配のためには

*マットレスと同様

**エアマットレスと同様

　ある程度の厚みと沈み込むやわらかさが必要になります*。ただし、やわらかいクッションを座面にすると、接触している骨盤は不安定になりがちです**。土台である骨盤が不安定になると、その上にある体幹や上肢は動きづらくなったり、緊張したりします。

　このように座面が不安定になる場合には、背と足の支えなど座面以外の場所で安定を補う必要があります。少なくとも、「足に荷重できているか」「背もたれにリラックスしてもたれているか」の 2 点はチェックしましょう。

2）姿勢保持のためには

　坐骨の前方支え（アンカーサポート）があり、骨盤と大腿部を、硬すぎずやわらかすぎず、しっかり支えてくれるクッションが適しています。

　姿勢保持は、動かないように「固定してよい形に保つ」ことではなく、しっかり支えることで「身体に安定を与えて動きやすくなったりリラックスしたりする」ことを目指すものです。次項の「3）動きを助けるためには」と同じような考え方が必要です。

　また、ソロ PSV（写真 3-22 参照）のように、身体の形状に沿って臀部

3　クッション　107

から大腿部外側、大腿部の内側に縁取りがあることで、脚が開きすぎたり閉じすぎたりすることを防ぐものもあります（股関節の内外転・内外旋）。

3）動きを助けるためには

坐骨の前方支え（アンカーサポート）があり、骨盤をしっかり支えてくれるクッションが必要です。あとは、利用者のどの動きを助けたい（邪魔したくない）かを考えることで、積極的に動きを支援します。

たとえば足駆動をするケースでは、クッションの大腿部が硬すぎると大腿部が下方へ沈み込まず、足底に十分荷重できないことがあります。一方、大腿部が沈み込んで足へ荷重しやすいクッションを選んでも、車いすの座面の前上がりがきついと前方への重心移動が妨げられて、足底への荷重ができなくなります。

クッション選びは重要ですが、その機能を発揮して目的を達成するためには、車いす（座、背、足、角度など）との整合性が大切です。

3 クッションの種類

クッションにはさまざまな種類がありますが、形状、材質、流動か非流動か、カバーの材質・通気性などが比べる際のポイントとなります。

ここでは、市販品で代表的な3つのクッションの特徴と調整方法を紹介します。

◆ **アカデミークッション**（写真 3-21）

空気の入ったテトラパック型のセルが分割された部屋に入っていて、各部屋のセル数を調整することで、坐骨前方サポートの高さや大腿部の硬さなどが調整できます。沈み込みが少ないため、圧再分配性能は以下の2つにかないませんが、その分しっかり支えてくれるため姿勢保持や動きの助けに使いやすいクッションです。

◆ **ソロ PSV**（写真 3-22）**/ゾイド PSV**

ウレタンと空気（バルブ調整）による2層構造のクッションです。

PSV バルブは先端の突起部分が天井を向くように1回転緩ませて空気を抜き、空気の出方が弱くなったらバルブを閉じます▶。空気の層は主に圧

動画 ▶ ch.4

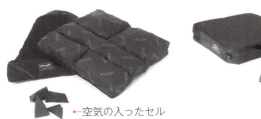
←空気の入ったセル
（写真提供：ラックヘルスケア株式会社）
写真 3-21 | アカデミークッション

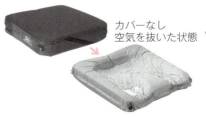
カバーなし
空気を抜いた状態
（写真提供：株式会社ユーキ・トレーディング）
写真 3-22 | ソロ PSV

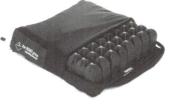
（写真提供：アビリティーズ・ケアネット株式会社）
写真 3-23 | ロホクッション

再分配を担い、ウレタンの層は姿勢保持を担いますので、圧再分配と姿勢保持のバランスのとれたクッションです。

調整されたクッション内の空気はほとんど流動しないので、骨盤をある程度しっかり支えてくれます。屋外の不整地走行時などに骨盤をしっかり支えて姿勢を保ちつつ、ショックを吸収してくれます。

◆ ロホクッション（写真 3-23）

空気の入ったセルが並んだ構造になっていて、それぞれのセルの間を空気が移動（流動）します。しっかり沈み込むので、圧再分配性能は 3 つの中では最も優れています。

流動する空間を 2 分割・4 分割した製品もあります。ただし中身が流動する分、他の 2 つと比べると骨盤は不安定になりやすく、動きにくい状態になります。

4 クッションのリスク管理とメンテナンス

1）底つきに注意（図 3-21）

底つき（c）すると、せっかく圧再分配性能の高いクッションを使っていても無意味になってしまいます。

クッションを調整した後や一定期間ごとに底つきしていないか確認する▶のが確実ですが、介助者が確認することが難しい場合には、底つきしないクッション（アカデミークッションなど）や、調整が簡単で底つきしにくいクッション（ゾイド PSV など）▶で対応することもあります。

2）円座・座布団・低反発クッション

ドーナツ型の円座は、姿勢保持の観点からも褥瘡対策の観点からも車いすクッションとしては不適切です。円座の形状で支えられると骨盤は不安定になるため、身体が傾いたり、滑り座りになったりします。さらに接触面も狭く、体圧分散が不十分なうえに、穴の周囲に圧力やずれ力がかえって集中してしまいます。

座布団も車いすによく使用されていますが、多くは硬すぎるか、やわらかすぎて底つきするかしています。サイズも車いすに合わないことが多

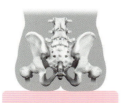 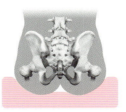 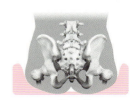

a 沈み込みなし　　b 適度に沈み込み　　c 底つき

図 3-21 ｜ 底つき

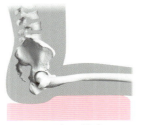 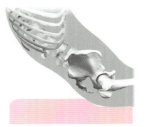

a 正しい場合　　　　b 前後が逆の場合

図 3-22 | クッションの前後

く、形状も中心から縁に向かって薄くなっていくため、骨盤は不安定となります。ほとんどの座布団は車いす用クッションの代用品にはなりません。

低反発クッションもよく使用されますが、製品によっては圧の高いところが沈み込んで固められたような状態になり、体重移動が行いにくくなることがあります。この場合、長時間座り続けると不快感が増加するため、本人への快適さの確認や表情のチェックが必要です。

3）クッションの前後を間違えない（図 3-22）

座布団は、前後左右表裏どのように使っても効果は同じですが、クッションの中でもコントゥアタイプや坐骨の前方支えがあるクッションでは前後が必ず決まっています。これらのクッションで前後を間違うと、効果がないどころか姿勢を崩すことにつながります（b）。高機能のクッションほど使い方を間違えると危険ですので、正しく使うことが重要です。

4）滑り止めシートの使用

臀部の前滑りを滑り止めシートで止めると、表面の皮膚は止まっているのに、中の骨は前に滑ろう（ずれよう）としているので、その間にある組織にはきわめて大きな力（応力）が加わります。滑り止めシートを使わなくても臀部が滑らないように、座や背の支え・角度、足の位置などを適切に組み合わせた車いすが必要です。ただし、車いすシートとクッションの間に「クッションの滑り止め」としては使用することがあります。

5）クッションの扱いやすさとメンテナンス

クッションの本来の機能を発揮させるためには、メンテナンスは大切な要素です。洗濯は表示に従って行います。できれば使用前に「汚れたときにどうするか」を確認することをおすすめします。

また、失禁対策に防水加工（通気性がない）のカバー付きクッションが選ばれることが多いのですが、通気性のないカバーは失禁後のメンテナンスが簡単な一方、蒸れやすく、熱がこもりやすいため、蒸れ対策・熱こもり対策（失禁後、長時間放置せず、すぐに対応するなど）を併せて考えておく必要があります。

クッションの重さや調整のしやすさ、調整の頻度などもクッション選びの大切な要素となります。

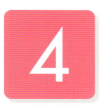

4 座り直し(姿勢修正)

(1) 座り直し(姿勢修正)のポイント

どんなにきちんと身体に合った車いすでも、座位時間や外力(走行時振動など)によって姿勢が崩れたり、臀部が前にずれたりします。車いす利用者の二次障害を防ぐためにも、活動的な生活を支えるうえでも、「座り直し」を上手にすることは、大切な要素です。以下に「座り直し」のポイントをいくつか紹介します。

1) 骨盤を前に倒してから坐骨を移動する

臀部が前ずれしている場合に、骨盤が後傾したまま臀部を引っ張り上げる姿をしばしば見かけますが、「座り直し」は、前にずれた坐骨の位置を後ろへ戻す動作ですので、これではうまくいきません。

坐骨は逆三角形の形をしていますから、車いす上で坐骨を後ろに移動するには骨盤が前に倒れる必要があります(図3-23)。

2) 坐骨に乗っている重さを足など他へ移す

車いす座位では、坐骨には上半身の体重が重くのしかかっていて動きづらい状況にあります。その坐骨を効率よく動かすためには、「動かしたい坐骨」に乗っている体重を他の場所へ移す必要があります。足に多くの体重を移動できるケースでは、両坐骨を一度に移動することができますし(図3-24)、それができないケースでは片側の坐骨に体重を移すことで、対側の坐骨を移動することができます。

3) 背もたれに「もたれ直す」

座り直しでは、坐骨位置だけでなく、背もたれも大切な要素です。骨盤を一度背もたれから離して、背中側も背もたれに「もたれ直す」必要があります(ベッド背上げ後の対応と同様)。

(2) 動画で確認してみましょう

1) 座り直し(前屈なし)

体幹・骨盤が前屈せず、いくら引っ張っても背もたれに背中が引っかかり、坐骨の位置は移動しません▶。

動画 ▶ ch.4

2) 座り直し(前屈あり)

体幹・骨盤が前屈しているので、坐骨は後ろに移動しやすい状態になり、上半身の重さも足へ移ります▶。

動画 ▶ ch.4

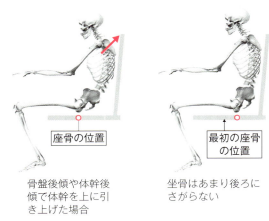

図 3-23 | 前屈なしで座り直し

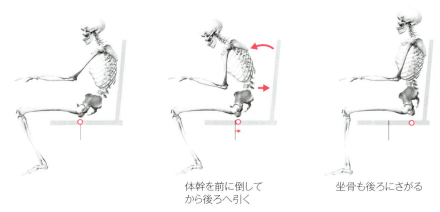

図 3-24 | 前屈ありで座り直し

3) 座り直し交互

動画 ▶ ch.3

ヒップウォーク（Hip Walk）の応用です▶。

参考文献

- ベンクト・エングストローム：車いすのためのエルゴノミック・シーティング．桂律也訳．ラックヘルスケア；2003．
- 廣瀬秀行，木之瀬隆：高齢者のシーティング．第2版．三輪書店；2014．

4章

楽に移れて、
楽に動ける環境整備

1 移乗の基礎知識

2 立位移乗

3 座位移乗：ボードを使った移乗

4 リフト移乗

1 移乗の基礎知識

1 「移乗」はその人らしく暮らすための重要な手段

移乗は、ベッドから離れる（離床）手段であるだけでなく、「生活行為をその人にとってふさわしい空間で行う」ための重要な手段でもあります（図4-1）。私たちは、意識的にも無意識的にも「生活行為と空間の結びつき」に一定の価値をおいて暮らしています。表現を変えれば、「何をどこで行うか」について、知らず知らずのうちに一定のこだわりをもって日々暮らしているといえます。

移乗を支援する環境整備は、言い換えれば本人が「何をどこで行いたいか」を知り、実現することであり、**離床のための移乗と同時に生活行為ごとに空間を切り替えるための移乗を可能にする**という生活機能を高める視点が欠かせません。

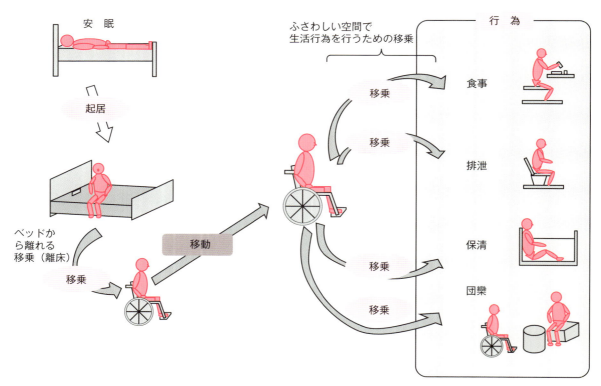

図 4-1 ｜「移乗」は、離床のあとに続く生活行為を本人が望む場所（空間）で行うために欠かせない手段

2 生活機能を高める移乗、5つのポイント

個人因子を考慮したうえで環境因子へ介入することが環境整備であり、その目的は生活機能の向上です。

生活機能向上を目指した移乗の支援のために重要なポイントは、

1. 安全で確実であること
2. 本人の能力が発揮できること
3. 介助者の負担が少ないこと
4. 複数の手段をもっていること
5. 移乗の完了は「よい姿勢」であること

の5つです。次に、それぞれについて解説をしていきます。

（1）安全で確実であること

移乗は、転倒や転落が発生しやすいリスクの高い動作です。いつでも確実に成功する方法でなければ、生活の中で継続することはできません。

本人も介助者も昼間と夜間では動きが違いますし、1年を通してみれば体調に変動があります。調子がよくても悪くても、安全で確実な移乗手段が確保できていなければなりません。

確実さのチェック方法の一つに、「できる条件」と対になる「できない条件」を洗い出す方法があります（表4-1）。

◆例A

膝が痛い時にどうやって移乗するかを確立しておく必要があります。

◆例B

「介助者が上手にサポートする」という**介助者の経験や習熟度が立ち上がる条件**ですから、習熟度の低い介助者の場合は立てない（立位移乗はできない）ことになります。

1. 介助にかかわる家族全員の習熟度は高いか？
2. なじみのホームヘルパーなら習熟度は高いが、違うホームヘルパーでも問題ないか？
3. 施設のケア職員のうち、習熟度が低い職員は1人もいないか？

など、実際に習熟度が低い介助者が移乗にかかわる可能性があるか否かをチェックしておく必要があります。

表4-1 | 確実さのチェック方法例

	できる条件		できない条件
例A	膝の痛みがなければ立てる	=	膝が痛い時は立てない
例B	介助者が上手にサポートすれば立てる	=	介助者がうまくできないと立てない
例C	手すりがあれば移乗できる	=	手すりがないところでは移乗できない

1　移乗の基礎知識　115

◆例 C

　「手すりがあれば移乗できる」場合、ベッド周りなどに手すりを配置するなどして、環境整備を行って移乗ができるように調整すると思います。

　それで終わらずに、**本人が移乗するすべての空間で手すりがないところをチェック**します。併せて、**手すりがない場面での移乗方法**も決めておきます。

(2) 本人の能力が発揮されること

　本人が「できる」ことを「する」移乗方法になっていることが必要です。**立つことができる場合は自分で立つ（する）、立てない場合でも座って介助バーをつかむことができるなら、少なくとも座って介助バーをつかむ機会をつくる（する）**など、小さな動作でも本人の能力を発揮できる方法にすることが重要です。

　本人の能力発揮に揺らぎがある（できたりできなかったりする）場合には、いつも発揮できる能力に合わせた移乗方法にする必要があります。

(3) 介助者の負担が少ないこと

1) 力の負担（パワー）

　介助者が日常的に大きな力を発揮する必要がある場合、その負担が大きければ大きいほど筋骨格系の問題が発生しやすく生活の持続可能性が低くなります。

　介助者の力の負担を考える際には、「10 年以上その負担に耐えて継続できるか」といった時間軸を長めに考慮する視点が重要です。要介護状態は数年から 10 数年、場合によっては 20 年を超えて続きます、その間に本人だけでなく介助者も歳を重ねます。今現在の介助者が「何とか頑張ればできる移乗」は、10 年後にはできていない可能性があると考える必要があります。

2) 移乗の難易度に伴うスキル（介助技術の習熟）の負担

　移乗手段の難易度によって、介助者に求められるスキルは異なります。一般に、対象者の移乗手段の難易度が高ければ高いほど、介助者にも高いスキルが求められます。

　もし、スキルの低い介助者がかかわった場合には移乗が行えないという問題が発生してしまいます（(1) 安全で確実であること・例 B）。

　この場合には、介助者全員のスキルアップを実現するか、対象者の移乗手段を難易度の低い方法に変更するか、いずれか（あるいは両方）の対策が必要となります。

　参考までに、本項で紹介する 4 つの移乗方法について、難易度を☆の数で表現しました（表 4-2）。☆の数が多いほど難易度が高いことを意味します。あくまで筆者の経験に基づく難易度ですので、実際には対象者の

表 4-2｜移乗の難易度

移乗の種類	難易度
立位移乗	☆
半起立移乗	☆☆☆
座位移乗	☆☆☆☆
リフト移乗	☆☆

個々の能力や環境によって大きく左右されます。

ボードを使用した座位移乗は使用用具もコンパクトで優れた方法ではありますが、手順どおり行っても対象者の座り方やベッドの高さ、マットレスのやわらかさ、車いすの位置や高さ、あるいは床の滑り具合などさまざまな環境の影響を受けやすいため、介助者にはそれらの微調整が求められることになり、難易度は高めとなります。そして、全スタッフのスキルが高い施設では導入しやすく、スタッフのスキルにばらつきがある施設では導入しにくい傾向があります。一方で、リフト移乗では、本体は大きな機器ではありますが難易度は低く、手順がわかれば誰でも同じように移乗介助を行うことができます。

（4）複数の手段をもっていること

生活を続けていくと、本人や介助者の体調変化や季節の変化（衣服の変化、布団の重みの変化等）など、不安定な要素の影響を受け続けます。

移乗手段が1種類しかない、つまり「Aパターンの移乗方法しかできない」状態だと、生活上の変化の影響を受けて移乗ができなくなるおそれがあります。

できるだけ「Aパターンの移乗方法でもできるし、いざとなればBパターンでもできる」といった状態にしておくことが好ましいといえます。

外出においても同様で、自家用車だけでなくタクシーにも移乗できるか、外出先のトイレでも移乗できるか、などによって外出先や外出頻度に影響を与えます。移乗手段を複数もっていることは、生活範囲を拡大するうえで大変有利になります。

（5）移乗の完了は「よい姿勢」であること

移乗は、「次の目的に合ったよい姿勢」で完了しなければなりません。

便器へ移乗した場合には排泄に適した座位姿勢で完了となりますし、食卓の椅子に移乗した場合には食事に適した座位姿勢で、テレビを見る場合にはリラックスしてかつ前方を注視しやすい座位姿勢で完了となります。

「乗り移って完了」ではなく、乗り移った後の姿勢が「よい姿勢であること」を確認して完了となるのです。

3 移乗の分類

移乗動作は、本人の能力、介助者、移乗元と移乗先、移乗目的、環境など複数の要素が影響し合うことにより、その手順は多様で個別性が高いのが実情です。

1 移乗の基礎知識 **117**

また、1人の対象者が生活の中で複数種類の移乗方法を使い分けていることもしばしばです。

多様性の高い移乗ですが、本章では大きく4種類に分類して解説していきます。

対象者本人の能力を

1) 立位を保持できる

2) 臀部を少し浮かすことができる

3) 端座位を保持できる

4) 端座位を保持できない

の4段階に分けて、それぞれの能力に応じた移乗方法に分類しています。

ここでは、本章内での定義に主眼をおいて解説し、詳細は後の項の各論内で解説します。

なお本章で紹介する移乗方法は、「職場における腰痛予防対策指針」*に基づき、介助者が人力で対象者を抱え上げない方法としています。

* 「1章3節4国内の腰痛予防対策」参照

(1) 立位移乗

1) 狭義の立位移乗 (図4-2)

◆本章での定義

移乗プロセスに「安定した立位」と「立位での方向転換」の両方が存在する動作と定義します。

◆本人に求める動作能力

① 立位保持ができる。

② 立位で一歩踏み出して(ステップを踏んで)方向転換ができる。

◆介助者が求められる能力

立位動作時の転倒を防ぐ。

◆環境整備の主なポイント

立位で方向転換を行うため、臀部の通り道にある障害物(車いすのアームサポートなど)の影響を受けにくい移乗方法です。

立ち上がり、方向転換、着座と**立位動作の安全性を確保**するための環境整備が重要です。

2) 半起立移乗 (図4-3)

◆本章での定義

対象者の動きは、「① 臀部を上げて→ ② 移乗先に少し移動→ ③ 臀部を下ろす」ことになる。① から ③ の動きは足で体重を支持してまるで立位と変わらないようだが、直立した立位までは至らないことを想定している。

本章ではこの動きを「起立動作の途中で立位に至らない状態で着座する動作を移乗へ応用している」ことから、**半起立移乗**と呼ぶことにします。

◆本人に求める動作能力

端座位を保ち、かつ臀部を少し浮かすことができる。

118　4章　楽に移れて、楽に動ける環境整備

◆介助者が求められる能力

端座位からの転落、臀部を浮かす際の転倒を防ぐ。

◆環境整備の主なポイント

半起立での方向転換の際に、臀部を持ち上げる高さが低ければ、臀部の通り道の障害物（車いすのアームサポートなど）の影響を受けます。影響を受ける場合には、アームサポートの取り外しが可能な車いすを選ぶなど、障害物への対応が必要です。

(2) 座位移乗（図4-4）

◆本章での定義

ボードを使用して臀部に体重を乗せたまま、臀部移動と方向転換を行う動作と定義します。

◆本人に求める動作能力

移乗動作中に座位を保ち続けることができる。

◆介助者が求められる能力

ボードの適切な位置への敷き込み、ボード上を滑る際の介助と転落防止。

◆環境整備の主なポイント

ボードを使用して座位姿勢のまま移乗するため、臀部の通り道に障害物（車いすのアームサポートなど）があると移乗が困難となります。そのため、アームサポートの取り外しが可能な車いすを選ぶなど、障害物への対応が必須となります。

(3) リフト移乗（吊り上がるリフト）

◆本章での定義

リフト本体と吊具を使用して移乗を行う動作と定義します。

◆本人に求める動作能力

特になし。

◆介助者が求められる能力

吊具を装着できる、かつリフト本体を操作できる。

◆環境整備の主なポイント

リフト本体を設置して、かつ操作できる空間が必要です。

移乗中の「吊り姿勢」に痛みなどが発生しない吊具を選択する、移乗後の生活行為に適した本体・吊具を選択するなど、対応が必要です。

※「立ち上がるリフト」は p.154 参照。

座位保持　立ち上がり　立位保持

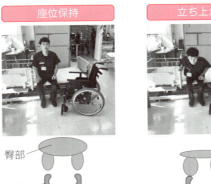
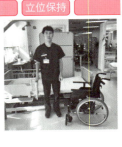

臀部
足

安定した立位保持

図 4-2｜立位移乗（狭義）
「安定した立位保持」と「立位での方向転換」の両方が存在する動作

座位保持　半起立1回目　臀部位置移動

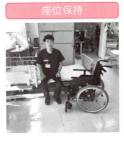
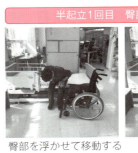
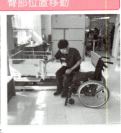

臀部を浮かせて移動する

図 4-3｜半起立移乗
本図では 2 回に分けて移乗を行っているが、1 回の場合や 3 回以上の場合もあり

座位保持　ボード敷き込み

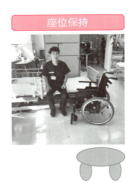
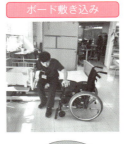

図 4-4｜座位移乗
ボードを使用して臀部に体重が乗ったまま、臀部移動と方向転換を行う移乗動作

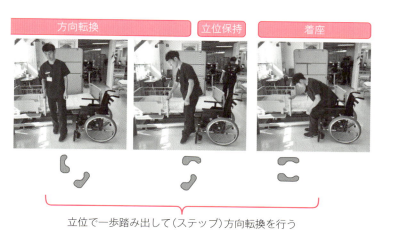
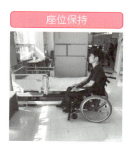

立位で一歩踏み出して（ステップ）方向転換を行う

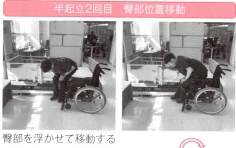
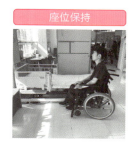
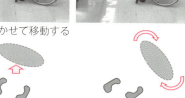

臀部を浮かせて移動する

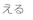

える

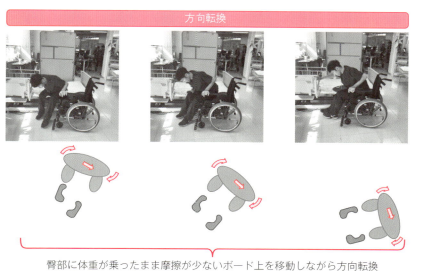

臀部に体重が乗ったまま摩擦が少ないボード上を移動しながら方向転換

（写真提供：適寿リハビリテーション病院）

1 移乗の基礎知識　121

4 移乗の費用対効果：移乗の継続性は生活の基盤

移乗は、その人らしい暮らしを実現するための出発点ともなる重要な動作です。

移乗関連用具の費用については、一時的費用だけでなく長い目で見た費用対効果で検討することが必要です。特に**生活が変動しても移乗が継続できること**は、費用をかける価値のある効果といえます。高額な移乗用具のリフトを活用してご自宅で暮らす事例を2例紹介します。

1）事例1：Aさん

いわゆる老々介護です。コーヒーを飲む時はリフトを利用して車いすに移乗し、これまでどおりご夫婦で庭を見ながらコーヒータイムを楽しむことが日課だそうです。

もしリフトがなければどうでしょう。コーヒーを飲むために本人を抱え上げて車いすに移乗していたでしょうか。もしかしたら介助者の腰が痛む日には、コーヒーをベッドサイドに運んでギャッチアップ姿勢でコーヒーを飲んでいたかもしれません。

ベッド上でコーヒーを飲むことは悪いことではありませんが、Aさんご夫婦にとってのコーヒータイムの意味合いは大きく異なるものになったはずです。

2）事例2：Bさん

成人した息子さんをご自宅で10年以上介護されています。最初に入院した急性期の病院では、3人がかりで抱え上げて移乗していましたが、筆者が所属する病院でリフトを知り、練習して「使いこなす自信」をつけて自宅に戻った後、現在も活用されています。

リフトがある旅館を探して旅行に行くなど行動的で、「リフトと楽に座れる車いすがあれば障害があってもどこにでも行ける」とおっしゃいます。いつか家族で海水浴に行けるよう、海水浴場にリフト付きの海の家（着替えやトイレ）ができることを待ち望んでいらっしゃいます。

＊　　　　　　　　＊

「頑張って抱え上げていたけれど、本人と一緒に転倒したり、介助者も腰を痛めたりして抱え上げが困難になってリフトを導入した」という話は「職場における腰痛予防対策指針」が発表された後にも耳にします。最後の手段としてリフトを選択するのではなく、より早期に導入しておけば、転倒も腰を痛めることもなく生活は継続していたはずです。

移乗の継続性を確保することは、対象者にとっても介助者にとっても重要な生活基盤の1つです。「頑張れば何とかできる」ではなく、「頑張らなくても、いつでも安全で確実にできる」よう、継続性のある移乗手段を支援する視点をもちながら、この後の各論で示す4種類の移乗方法を、対象者に応じてカスタマイズして活用いただきたいと思います。

4章　楽に移れて、楽に動ける環境整備

2 立位移乗

1 狭義の立位移乗：立位保持が過程にある移乗

（1）立位移乗に必要な動作

　福祉用具を選定する際には、まず動作を分けて評価することが重要です。できない動作や不安定な動作を把握しなければ、適切な福祉用具を選定することはできません。立位移乗は、7つの動作に分けることができます。1）座位保持、2）立ち上がり、3）立位保持、4）方向転換、5）立位保持（着座前）、6）着座、7）座位保持、です。

1）座位保持

　立位移乗では、まず安定した座位を保つことが必要です。①両側の臀部から大腿後面に体重がかかっているか、②両側の足底が床について体重がかかっているかがポイントとなります。

　座位の安定には座面の高さや材質が影響します。足底が床についていても、座面が低すぎたり、やわらかすぎたりすると、骨盤が後傾して後方重心となることで足底に体重がかかりにくくなり、その結果、「立ち上がりにくい不安定な座位」となってしまいます。足底が床について、かつ前方への体重移動が行いやすい「立ち上がりやすい安定した座位」となるよう、座面の高さや材質を調整することが重要です。

　高さや材質を調節しても座位が安定しない場合は、上肢で座位の安定を得ることができるような支持物の設置が必要となります。

2）立ち上がり

　立ち上がり動作は3つに分けることができます。①前かがみになる→②座面から臀部が離れる→③立位姿勢の3段階です。

　まず、前かがみになるためには臀部から大腿後面にかかっていた上半身の重さをすべて足底に移さなければなりません。前かがみになった姿勢を保つための「体幹や下肢の筋力があるか」、「股関節・膝関節・足関節に十分な可動性があるか」を見極めることがポイントとなります。また、臀部から足が離れていると重心の移動距離が長くなってしまうため、足を引いて踏ん張る必要があります。もし床面が滑るようであれば、靴を履いたり滑り止め付きの靴下を履いたり、滑り止めシートを敷くなどして足の位置が固定できるようにすると、前にかがみやすくなります。

　次に、座面から臀部が離れる動作です。この動作が行いにくいために介

2　立位移乗　123

助を要するケースが多く見受けられます。動作を工夫することで介助なしに行える方法がないか、評価することが重要です。方法としては、① 両手を後方につき、座面を押すことで臀部を上げる、② 前方の支持物に手をつき、頭部を下げることで臀部を上げる、③ 前方もしくは側方の支持物を引き込むことで臀部を上げる、という3つの方法が考えられます。ただし、③ は、強く引き込んでしまうと肩や腕に痛みが生じたり、臀部や足が前滑りをしたりする可能性があり、注意が必要です。

最後に立位姿勢になる動作は、前かがみの姿勢を起こすための体幹・下肢の筋力が必要です。ふらつきがみられる場合には上肢の支持物を検討する必要があります。

3）立位保持

立位保持は、両側の足底のみに体重がかかっている状態です。座位に比べて支持する面が狭くなっているため、不安定な姿勢です。ふらつきがみられる場合には、上肢の支持物を検討する必要があります。

4）方向転換

方向転換を行うためには、両側の足底にかかっていた体重を片側の足底に移して足を踏み返す必要があり、最も不安定な姿勢となります。左右への体重移動を伴うため、バランスを崩すことはないか、片足で踏ん張ることは可能かがポイントとなります。準備としては、移乗する前の座面と移乗先の距離を狭くしておくこと、立ち上がり動作の際と同様に床面の性状に注意しておくことが必要です。ふらつきがみられる場合には上肢で支えられるよう支持物を検討する必要があります。

5）立位保持（着座前）

方向転換しながら着座するのではなく、安定した立位保持から着座したほうが深く座ることができて、移乗後の座位姿勢がよくなります。ふらつきなどがみられる場合には上肢の支持物を検討する必要があります。

6）着座

着座動作も3つに分けることができます。①前かがみになる→②臀部が座面につく→③座位姿勢の3段階です。特に、前かがみになる動作が不十分な状態で臀部が勢いよく座面についてしまうと、圧迫骨折などが生じる危険もあるため、注意が必要です。

前かがみになる動作は、臀部を座面にゆっくり近づけるために重要な動作です。体幹・下肢筋力の低下によりこの動作が困難な場合は、福祉用具が必要です。上肢で動作を補助する場合は立ち上がり動作と同様、① 両手を後方につくことで着座スピードを抑える、② 前方に用意した支持物に手をつくことで着座スピードを抑える、③ 前方に用意した支持物を引き込むことで着座スピードを抑える、という3つの方法が考えられます。

臀部が座面について座位になる際は、両側の足底のみにかかっていた体重が、大腿後面から臀部に移動します。体幹が倒れてしまう場合には、上

肢で支えられるよう支持物を検討する必要があります。

7）座位保持

1）の座位保持と同様、安定した座位を保つために座面の素材、座面の高さ、上肢の支持物を検討する必要があります。

（2）立位移乗に関連する福祉用具

福祉用具は大きく分けて、①座位保持に関連するものと、②立ち上がりから着座までの動作に関連するものがあります。

*「2章3マットレス」参照

1）マットレス*

座位保持に関連する福祉用具です。対象者が安定した座位保持が可能な一定の硬さが求められます。特にマットレスの縁がやわらかくて沈み込むものは座位が不安定になりやすく注意が必要です。一方で、硬いマットレスでは寝心地が問題となる可能性があるため、座位保持を優先するか寝心地を優先するか、対象者の状態に応じて選定する必要があります。マットレスの中には中央部はやわらかい素材、縁の部分は硬めの素材で、座位保持が安定するよう工夫されたものもあります。また、マットレスの厚みにより座面の高さも変化するため、ベッドの高さが調節できることも重要なポイントです。

シーツやカバー、衣服が滑る素材のために座位が安定しないこともあります。逆に、滑りにくい素材のために臀部を前方に移動させて座り直すことができず、足底の接地が不十分で座位が安定しない場合もあります。適切な状態を常に確認することが重要です。

*「3章3クッション」参照

2）車いすクッション*

マットレスと同様、座位保持に関連する福祉用具です。クッションの厚みにより座面の高さが変化しますが、ベッドのように高さが調節できるわけではないため、車いす本体の座面の高さを同時に検討する必要があります。また、車いすの背張りや座張り、アームサポートの高さが調整できる場合は、対象者の体格や身体状況に合わせた座位が可能となります。

3）移動用バー（介助バー）（写真4-1）

座位保持と立ち上がりから着座までの動作の両方に関連する福祉用具です。ベッドに固定されているため、押す、もたれる、引っ張る、どの動作でも使用可能です。サイドレールは固定されていないため、移乗時の支持物として使用することは安全面から適切ではありません。

移動用バーの用途は多岐にわたり、座位保持、立ち上がり時、立位保持や方向転換、着座のすべての動作の支持物として使用できます。角度調節ができることが大きな特徴のため、使用目的に応じて適切な角度を評価する必要があります。メーカーにより角度調節のロックの操作方法に違いがあるため、対象者や介助者がロックを操作できるか確認が必要です。

2　立位移乗　125

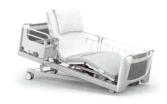

（写真提供：パラマウントベッド株式会社）

写真 4-1 | 移動用バー（介助バー）

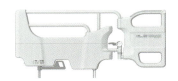

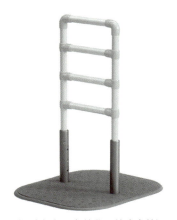

（写真提供：矢崎化工株式会社）

写真 4-2 | 置き型手すり

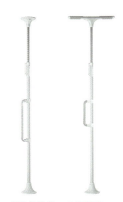

（写真提供：DIPPERホクメイ株式会社）

写真 4-3 | 突っ張り型手すり

4）置き型手すり（写真 4-2）

介助バーと同様、座位保持と立ち上がりから着座までの動作の両方に関連する福祉用具です。介助バーを取り付けることができない一般のベッドにも使用でき、コの字型やロの字型など種類が豊富です。また、設置位置にある程度の自由度があり、高さも調整できるため、介護ベッド付属の介助バーでは立ち上がりや方向転換が不安定な方の場合、置き型手すりを設置することで動作が安定する場合もあります。押す、もたれる、ともに使用可能です。引っ張って使用する場合には、動いてしまう危険性があるため、ベッドに固定できているか設置方法の確認が重要となります。

5）突っ張り型手すり（写真 4-3）

主に立ち上がりから着座までの動作に関連する福祉用具で、床と天井で突っ張るタイプの手すりです。天井の強度により設置できる場所が限られる場合もありますので、設置する際には確認が必要です。介助バーや置き型手すりよりも高い位置の縦手すりとして設置できるのが特徴で、立ち上がり、立位保持、方向転換、着座の際に少し高い位置に支持物があったほうが安定する対象者には有効です。押す、もたれる、引っ張る、どの動作でも使用可能です。用途に応じて、縦手すり、U字手すり、肘置き付きなどがあるため、さまざまな場面で使用することができます。

（2）導入のポイント

立位移乗を助ける福祉用具は「これを導入すればすべて解決」とはいかないため、動作を7つに分けて評価し、どの動作を助ける目的なのかを明確にすることが最も重要です。また、福祉用具のカタログだけで選定することは難しいため、最終的には対象者や介助者が実際に使用し、動作を評価して決定する必要があります。

動作が変化した際には再度評価し、見直しを繰り返すことで、対象者の自立した生活を長く支援することが可能となります。

2 半起立移乗：立位保持が過程にない移乗

(1)「半起立移乗」の理解
◆臀部から足底への重さの移動体験

身体を動かすということは重さの移動が必ず起こります。たとえば、ベッドに座っている状態では上半身の重さは臀部（坐骨）で主に支えています（**写真 4-4**）。そこから立ち上がろうと、頭とおへそを前に倒した時（体幹前傾）、臀部（坐骨）にあった重さが足底に移り、軽くなります。そこからさらに足底に重さを移してみてください。重さを足底に移しながら膝を伸ばす筋力が働くことで、臀部が浮きます。（**写真 4-5**）。

「半起立移乗」を行うには、臀部から足底への重さの移動ができることが最初の条件となります。

(2)「半起立移乗」の構成要素
1）足底で体重を支えることができる

ごく短時間でも臀部が浮いた姿勢の保持が必要です。対象者によっては上肢の支持や介助が必要である場合もあります。

前傾して臀部に乗っている重さを足底に移動することができ、膝を伸ばす筋力がある程度保たれていることが条件となります（**写真 4-5**）。

2）臀部を左右に移動することができる

臀部が浮いた状態で、足底で床面を蹴ったり、手でベッドを押したり（プッシュアップ）、上肢の支持物を押したりする力を利用して、移乗先方向に臀部を移動することが必要となります（**写真 4-6**）。

3）座位で足の位置を変えることができる

「座位」で足の位置のコントロールを行います。前述の**図 4-2**の動きからいったん着座し、足が体と平行となるように足の位置を次の臀部の移動

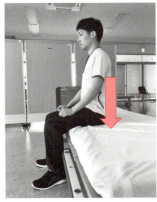

写真 4-4 | 坐骨と大腿部後面で支える

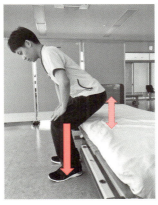

写真 4-5 | 足底のみで支え、臀部が浮く

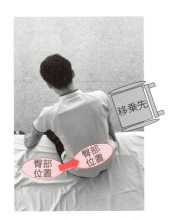

写真 4-6 | 臀部の横移動

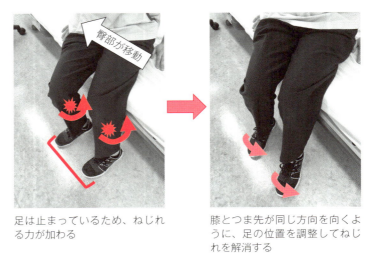

足は止まっているため、ねじれる力が加わる

膝とつま先が同じ方向を向くように、足の位置を調整してねじれを解消する

写真 4-7｜臀部の横移動後に必要な足の位置の調整

に向けて適切な向きに整えます。この動作ができず、そのまま移乗先に移乗すると、足関節がねじれ、痛みの原因となったり、臀部の移動する距離が不十分になったりする可能性があります（写真 4-7）。

4）安定した座位保持が持続できる

基本的に、座位保持ができることが条件になります。ここでは、動作の開始と終了時に座位保持が安定することが必要となります。「半起立移乗」は座位と半起立を 1 回または複数回行います、その際、運動開始の座位、移乗途中の座位、移乗後の座位のすべてが安定していることが重要です。

(3) 移乗先との距離感

では、実際に移乗する場合、車いすをどこに置けば安定して行えるかを検証してみましょう。ここでは、移乗する側の下腿側面から車いすの座面前方までの距離で設定します。

1) 0 cm の場合

◆複数回に分けて移乗する（写真 4-8）

写真 4-4〜7 の動作を反復して行います。移乗先との距離が近いため、動作を反復する回数が少なく、臀部を深く座ることができます。

◆1 回で移乗する（写真 4-9）

移乗する側の足を少し前に出し、両足先の向きを変えることから始まります。臀部がベッドから離れた状態から足先を軸として、臀部の向きを変え、着座します。あらかじめ足の位置を準備しておくことで、膝がねじれて痛みが出ることや、臀部の移動を妨げることを予防できます。

2) 10 cm の場合

1 回で移乗を行おうとすると、着座位置が車いすの座面前方となりやすいため、移乗先との距離が離れるほど、動作の反復回数が多くなったり、

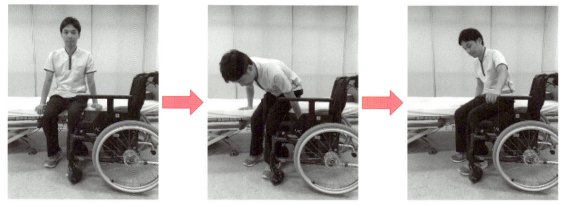

写真 4-8 | 複数回で移乗方法

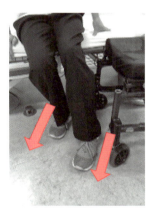

移乗する側の足を少し前に出し、両足先の向きを変えると移乗が行いやすい

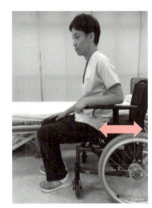

移乗後に座り直しが必要な状態

写真 4-9 | 移動先の距離が遠く、1回で行う移乗

移乗後に座り直しが必要になったりします。

　移乗先との距離が近ければ、半起立移乗を1回で移乗しても、複数回に分けて移乗しても深く座ることができる（座り直しが不要）ので、足の筋力が低下している方などは、できるだけ移乗先との距離を近くすることが、安全に半起立移乗を行えるポイントとなります。

（4）移乗するための支持物

　ベッドから車いすに移乗する場合、どこに手を伸ばしたくなるでしょうか。多くは、車いすのアームサポートや介助バーが挙げられます。上肢で支持できること、支持物が次の動作の手がかりになることが重要です。

1）支持する方向

　半起立移乗では、足底に重さを移すことが重要です。支持物は動作の誘導であり、手を伸ばして体幹が前傾していくためには、上肢で支持物を「押す・重さを乗せる」ことが重要となります。

　アームサポートや介助バーが前方にあると、無意識に自分のほうに引っ

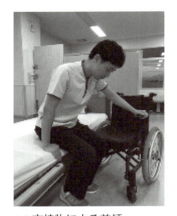 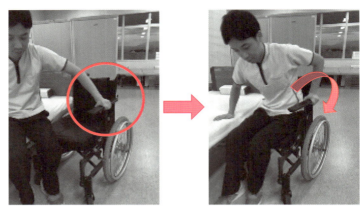

a：支持物による前傾　　b：動作による手の位置変化

写真 4-10 | 支持物の動作への影響

張る場面が多くみられます。支持物を引っ張ると体幹が前傾せず、むしろ臀部が前ずれをするなど移乗動作がうまくできなくなります。支持物を引っ張るのではなく、「押す」ことを対象者に学習してもらうことが必要です。

2) 動作への影響（写真 4-10）

安定した支持物があれば、動作の手がかりになります。たとえば、車いすのアームサポートを支持して移乗を開始すると体幹前傾を助けてくれますが（a）、把持した状態で動作を続けていくと手首の位置や握り方が変わっていきます（b）。安定した移乗を行うためには、身体の向きや動作（前傾→半起立→臀部の横移動→着座）に応じて手の位置や力をかける方向などが変化していくことが求められます。

(5) 福祉用具の提供

対象者の潜在能力（ポテンシャル）を引き出すためには、福祉用具をいかにうまく活用できるかがポイントになります。ここでは、半起立移乗に活用する福祉用具の紹介や動作への影響を解説します。

1) 電動ベッド

移乗においては、移乗元と移乗先との高さが重要となります。移乗先が高すぎると臀部を上げる高さがより必要となるため、浅く座ることになり、座位が不安定になります。そのため、移乗元と移乗先の高さを同じにすることから始めます。また、しっかりと足底が床面につくことが必須です。そうしないと臀部から足底に身体の重さを移すことができず、座位保持も安定しません。

2) マットレス[*]

[*]「2章3マットレス」参照

マットレスの硬さは座位保持や移乗動作に大きく影響を及ぼします。エアマットレスのような沈み込むタイプであれば、手で体重を支持しようとしてもうまく支えることができません。

3）移動用バー（介助バー）

メーカーによって、高さや長さなど形状が異なりますが、基本的には対象者がしっかりと上肢で支持できることを考慮する必要があります。また半起立移乗のどの場面（前傾→半起立→臀部の横移動→着座）で、特に上肢支持が必要かを見極めることも重要です。

4）車いす[*]

*「3章2 車いす」参照

アームサポートやフットサポートの脱着が可能であれば、容易に移乗動作が可能で、擦過傷等の予防にもつながります（写真4-11）。

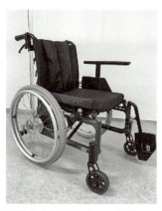

写真 4-11｜モジュール型車いす

（6）半起立移乗で介助をしてみよう

まず、半起立移乗の一連の過程で、対象者がどこまで一人でできるかを評価しましょう。身体の重さを足底で支持できるのか、足の位置のコントロールができるのか。できることは対象者自身にやってもらい、不十分な部分だけ介助します。

1）ベッドから車いすへ

写真4-12のように介助者は対象者の横に座り、片手は腰周りを支持し、体幹前傾を誘導します。反対の手は前に倒れないように胸郭を支えます。体幹前屈のタイミングをとり、臀部が浮いた時に介助者の大腿部で対象者を移乗先に押します。

対象者が前方へ転倒するリスクがある場合には、介助者は前方から介助をします（写真4-13）。

2）車いすからベッドへ

介助者は、椅子を用意し、車いすの横に座ります。両側のアームサポートを外して、体幹前屈を誘導しながらベッド側に移乗していきます。最終

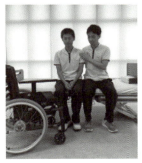 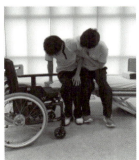 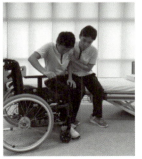 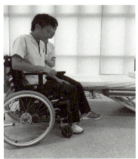

写真 4-12｜ベッドから車いすへの介助方法

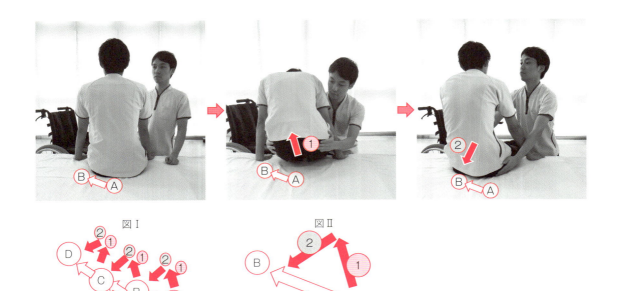

①：半起立
②：着座

写真 4-13｜前方から介助（例）
Ⓐから⑧の移動可能距離は対象者の能力に応じて異なります。
写真の対象者のように移動可能距離が短い場合には、複数回に分けて車いすまで臀部を移して移乗動作を完了させます（図Ⅰ：A→B→C→D）
1回で車いすまで臀部を移すことができる対象者は動作は1回（図Ⅱ：A→B）で完了します
本章では、半起立を繰り返す数にかかわらず『半起立移乗』として取り扱います。

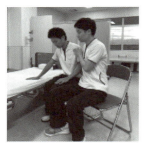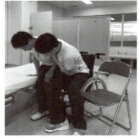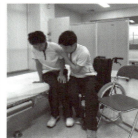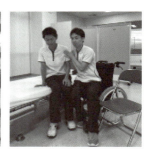

写真 4-14｜車いすからベッドへの介助方法

的には、介助者が車いすに座るようになります（**写真 4-14**）。
　対象者が前方へ転倒するリスクのある場合には、介助者は前方から介助します。その際には、移乗側のアームサポートのみを外します。

132　4章　楽に移れて、楽に動ける環境整備

column ターンテーブルの利用価値

「立てる/臀部が浮くけれども、足が出ない」対象者の介助を経験したことはありませんか。ターンテーブルは、「方向転換」がうまくできない方が対象となり、立位保持の際（足の踏みかえ困難）や座位の際（足の位置の修正）に使用します。基本的には移乗元と移乗先の垂線の交点に設置し（図4-5）、ターンテーブルの中心近くに足底を設置します。もし、中心から離れていると回転する力が少なくなります。

たとえば、臀部があまり上がらない対象者は、足底ができるだけ身体に近い位置にあれば、荷重のコントロールが容易となります。そこにターンテーブルを置くことで、少ない力で移乗を行うことが可能となります。しかし、移乗先に斜めに座ることになるので、注意が必要です。

具体的な介助方法は、①後方介助、②前方介助の2種類となります。ただし、「膝折れ」を生じる可能性がある方は対象外となります。

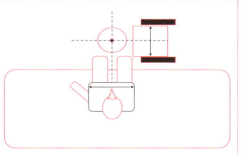

図4-5｜ターンテーブルの設置場所

①後方介助

関連する福祉用具としては介助バーを使用し、介助者は対象者の後方から臀部を支え、移乗先に誘導します（写真4-15）。

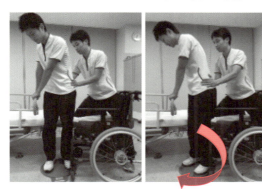

写真4-15｜後方介助

②前方介助

「介助ベルト」を介助者が装着し、対象者に介助ベルトを持ってもらいます（写真4-16）。介助者が後方に下がることで、対象者が立ち上がりやすくなります。そのまま、横に移動し、移乗先と平行となります。着座するためには、介助者が前方に移動することで安定した着座となります。前方介助のポイントは、「介助ベルトの取っ手の位置」と「重心誘導」となります。

ベッドから車いすの移乗のみではなく、トイレやシャワーチェアなどの移乗にも活用が期待できます。ゆっくり、焦らず、方向転換をしてみてください。

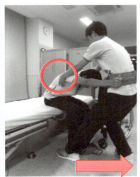 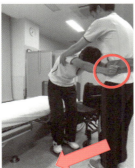 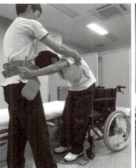 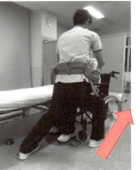

写真4-16｜前方介助

（4章2　製品写真以外の写真提供：松山リハビリテーション病院）

3 座位移乗：ボードを使った座位移乗

1 移乗ボード活用のすすめ

　移乗ボードは、主に車いすとベッド間の移乗に用いる福祉用具です。端座位は保持できるが立位をとることが難しい方や、介助者が支えていれば端座位が保持できる方の移乗を行う際に活用します。ベッドと車いすの間に渡した摩擦の少ないボードの上を臀部で滑って移乗するため、対象者の身体を抱え上げることなく移乗できます。無理に抱きかかえて行う移乗方法で起こりやすい対象者のけが等の防止や、介助者の負担軽減になります。また、無理に抱きかかえると対象者の足底には体重が乗っていないことが多いのですが、ボード移乗の際には対象者は端座位で前傾姿勢になりますので、足底に荷重をかける機会になります。

　移乗ボードは対象者と介助者双方にとって便利な福祉用具ですが、現場からは、移乗ボードを使っても、思ったほど滑らないから結局抱え上げて移乗しているという声を聞きます。思っていたほど滑らないのには、使い方にいくつか原因が考えられます。使い方のポイントがわかると移乗ボードの便利さがわかると思いますので、移乗ボードを使う手順、滑らない場合に考えられる原因について、以下に説明していきます。

2 端座位保持が可能な対象者をベッドから車いすへ移乗する方法

（1）移乗ボードを使うための準備

　アームサポートとフットサポートが外れるタイプの車いす、高さ調節が可能なベッド、介助バーを使用します。ベッドの高さはあらかじめ車いすの座面よりやや高く調節しておきます。ベッドの高さを車いすの座面より高くしすぎると、角度がついて滑るスピードが速くなり、対象者に恐い思いをさせてしまうので注意が必要です。車いすは写真4-17のようにベッドと平行に設置し、ベッド側のアームサポートとフットサポートは外しておきます。

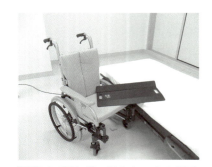

写真 4-17 ｜ ボードと車いすの位置

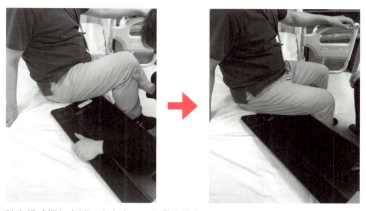

膝を軽く押し上げて太ももの下に敷き込む
写真 4-18 | 移乗ボードの敷き込み方

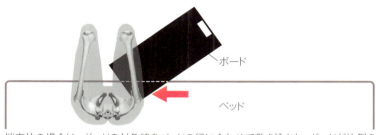

端座位の場合は、ボードの対角線をベッドの縁に合わせて敷き込むと、ボードが片側の太ももの下にしっかり入る
図 4-6 | 移乗ボードを敷き込む際の注意点

（2）移乗ボードの敷き込み方

　移乗ボードは、対象者の太ももの下に敷き込みます。次に移乗する側の膝を軽く持ち上げ、その太ももの下に挿入します（**写真 4-18**）。**図 4-6** の位置まで挿入されていれば十分です。太ももの後ろを使って滑りますので、臀部の下まで挿入しなくても大丈夫です。

（3）ボード上を滑るポイント

　滑る際の一番のポイントは、対象者の身体を前かがみにすることです。これが十分でないと滑りません。この理屈を理解すると使いやすさが各段にアップしますので、自分の身体を使って次の「試してみよう」に臨んでみましょう▶。

動画 ▶ ch.3

◆試してみよう

　ベッドから車いすへ乗り移る体験をしてみましょう。この体験では、移乗ボード、車いす、ベッド、介助バーを使います。

　ベッドの高さは車いすよりやや高くしておきます。車いすをベッドに平行に設置しアームサポートとフットサポートは外しておきます。ベッドに座り、車いす側の太ももの下に移乗ボードを挿入します。背筋を伸ばした

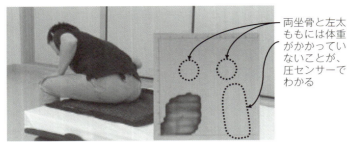

体幹を前傾かつ右に倒すとボードが敷いてある右の太ももに上半身の体重が集中するため、滑りやすくなる

写真 4-19 │ 前にかがんだ姿勢を保持したまま身体を右に傾けた場合

まま車いすへ滑ろうとしてみましょう。滑らないと思います。背筋を伸ばして座っていると、ボードの上に重さが乗らないので滑りません。「移乗ボードの上に重さが乗らないうちに滑ろうとする」、これが失敗する一番の原因です。次に、体幹を前傾してベッド側の手で介助バーを、車いす側の手でアームサポートをつかんでおきます。先ほどまで坐骨にあった重さが太ももの後ろと足底に移動したと思います。前にかがんだ姿勢を保持したまま車いすのほうに身体を傾けると、ボードが敷いてある車いす側の太ももに重さが集まるためうまく滑り出します（**写真 4-19**）。滑り始めたら前かがみを保持したまま身体を反対側に傾けてみましょう。すると、ベッド側の太ももの重さは移動します。そうすることで車いすに深く座ることができます▶。

動画 ▶ ch.5

（4）介助して滑る（後方介助）
ベッドから車いすへ移乗する手順を以下に示します。
①**移乗ボードを敷き込む**（図 4-7）
　・ベッドの高さを車いすよりやや高く設定します。
　・ベッド側のアームサポートとフットサポートを外しておきます。
　・対象者の膝を軽く持ち上げ、移乗ボードを敷きます。
②**対象者を前かがみにして、移乗バーとアームサポートにつかまってもらう**
　・介助者は後方に回ります。ベッドと車いすの間は狭いのでベッドに片膝をのせて、もう片方の足は床面につけておきます。
　・対象者を前かがみにします。
　・介助者は対象者の臀部や太ももに手を当てておきます。
　・介助者はできるだけ対象者に近づきます。近づいたほうが対象者の動きをサポートしやすくなります。
③**介助者が後方から対象者の身体を車いす側に傾ける**（写真 4-20・a）
　介助者は対象者の身体を車いす側（移乗方向）に傾けます。この時、対象者の前傾姿勢は保持しておきます。

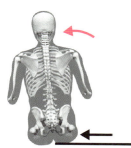
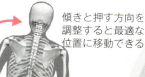
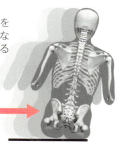
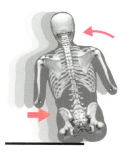

| 身体を傾けてボードを敷く | ボードに乗った太ももの方向に身体を傾ける | ボードの位置を調節して押すと移動する | 最後に身体の傾きを反対側へ変えると、端まで移動できる |

実際には前傾しているため、イラストとは見え方が異なります

図 4-7 | ボードを滑る時の身体の傾き

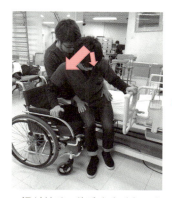
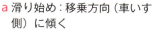
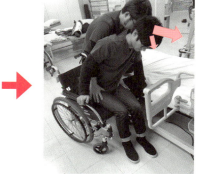

a 滑り始め：移乗方向（車いす側）に傾く
体幹前傾はずっと続けておく

b 滑り終わり：移乗方向と反対側に傾く

写真 4-20 | 介助して滑る移乗ボードでうまく滑るためのポイント

④介助者が後方から対象者の身体を反対側に傾ける（写真 4-20・b）

滑り出したら、介助者は対象者の身体を移乗方向と反対側に傾けます。反対の太ももを使って滑ります。

◆ポイント：なぜ反対側に身体を傾ける必要があるのでしょう

移乗ボードの上を滑っていき、ボードの端までいくと、車いす側の太ももが車いすの座面に接地します。移乗ボードの上と違って車いすの座面は滑りませんので、ブレーキがかかってしまいます。そのため、まだボードの上にのっている反対側の太ももを使って滑ったほうがスムースに移乗を継続でき、車いすに深く、よい姿勢で座ることができるのです。

⑤移乗ボードを引き抜く

移乗ボードを水平に引っ張るのではなく、立てるようにすると簡単に抜けます。

⑥移乗動作を通して、持ち上げないこと

ボード移乗の介助のコツは、持ち上げるのではなく重心移動を誘導することです（写真 4-21）。

(5) バリエーション
1）ボードのサイズ
環境や本人の能力によって使い分けます（**写真 4-22**）。

2）介助方法
対象者が前屈に恐怖感を感じる場合や前方への転落リスクがある場合には前方から介助したり、ボード上を滑ることに慣れていない場合は介助者が横に座って一緒に滑ったりするなど、バリエーションは何通りもあります。

また座位が不安定な方の場合には、ベルトを使用して2人で介助する方法もあります。いずれのバリエーションも、①〜⑥で示したポイントが共通して重要となります。よく練習してからバリエーションにチャレンジすることをおすすめします▶。

動画 ▶ ch.5

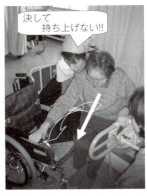

写真 4-21 ボード移乗の介助のコツ
重心移動を誘導し、滑らせるだけなのだが、持ち上げる介助が身体にしみついていることも多い

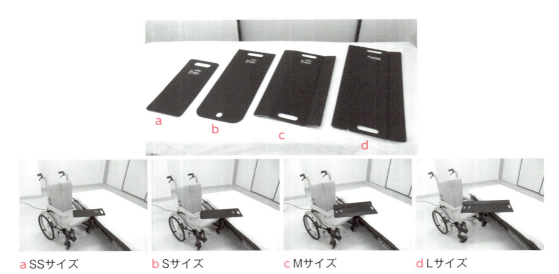

a SSサイズ　　b Sサイズ　　c Mサイズ　　d Lサイズ

身体を十分傾ければ車いすの後ろポケットに入る SS サイズ（a）で対応できます。移乗元と移乗先に距離がある時に使う L サイズ（d）もあります

写真 4-22 ボードのサイズ

column 座位移乗だけでなく多様な場面で応用できる「ヒップウォーク」 動画 ch.3

◆ ヒップウォーク（Hip Walk）を体験してみましょう。

　座位姿勢になり、身体を前屈してから側方に傾けると、身体を傾けた側の反対の坐骨を浮かすことができます（図4-8）。浮いた坐骨をグイッと前に出すと身体の半分が前方へと移動します。身体を反対側に傾けるともう一方の坐骨も同じように浮きますので、前に出します。これで臀部が少し前に進みました。これを交互に繰り返すと「ヒップウォーク」になります。同じ要領で坐骨を片方ずつ後ろへ動かせば後方へ進むことができます。

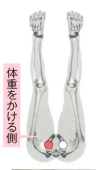 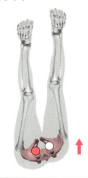 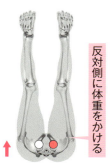

片方の坐骨に体重をかける　　浮いたほうの坐骨を前方に出す　　反対側を浮かせて引き寄せる

図 4-8 | ヒップウォークの要領

　介助で行う場合も同様で、対象者を「前屈＋側方傾斜」するよう介助し、前方へ転落しないよう体幹を支えます。これがうまくできるようになると、ボードを使った座位移乗が行いやすくなります。それだけでなく、ベッド上や車いす上での座り直しや、下衣の着脱など座位姿勢のまま坐骨を浮かす必要がある場面で応用できます。ぜひ身につけていただきたい介助技術の1つです。

（4章3　写真提供：健和会補助器具センター/適寿リハビリテーション病院）

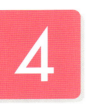 リフト移乗

I 吊り上がるリフト：足底が接地していない

1 リフトの種類と設置例

(1) リフトの定義

"Lift"は持ち上げるという動詞です。私たちが「リフト」と呼ぶ福祉用具を、「リフター」と呼ぶ人もいます。吊り上げる用具を「ホイスト」、持ち上げ機能をもつものを「リフト」という場合もあり、段差解消機、エレベーター、浴槽用昇降機、昇降安楽椅子、昇降座椅子などもリフトに含まれるという考え方があります。本章では"移乗のために人を吊り上げる福祉用具"をリフトとします。

リフトは便利な力持ちだからこそ、安全のために厳重に注意しなければ死傷事故につながる可能性があります。デンマークではリフトは2人で操作するのが鉄則です。誤った使い方をしないよう、使用する全員で保守管理が徹底できるルールをつくり、故障した時の対策をきちんと確立しておきましょう。特に故障や停電によって降下不能になった時に落ち着いて安全な場所に着座させることができるよう、取り扱う全員が練習しておくようにしましょう。

(2) リフトの種類

リフトは大きく分けて3種類あります。床走行リフト、アーム回転式リフト、および天井走行リフトです。

動画 ▶ ch.6

1) 床走行リフト（写真4-23）▶

介護保険でレンタルが可能です。リフト全体を動かして使うことが便利さであり、難しさでもあります。

床走行リフトには、支柱と接続する部分を支点にしてアームが円弧を描いて昇降するタイプ（a）と、ハンガーをベルトで巻き上げて垂直昇降するタイプ（b）があります。円弧を描いて昇降するタイプは、高さによって着座する水平方向の位置が前後します。そのためリフトにブレーキをかけて使用すると、車いすから吊り上げる際に大きく振れてしまったり、車いすに着座する時にハンガーとぶつかってしまったりする現象が起きることがあります。使用中はリフトにも車いすにもブレーキをかけないように

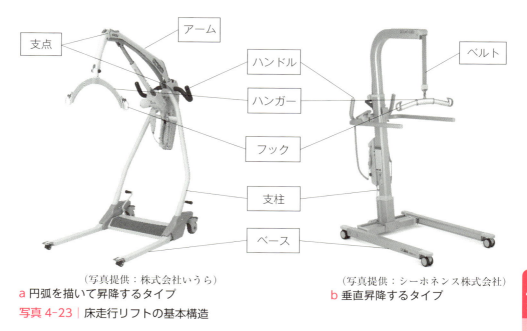

（写真提供：株式会社いうら）　　　　　　　　　　（写真提供：シーホネンス株式会社）
a 円弧を描いて昇降するタイプ　　　　　　　　　　b 垂直昇降するタイプ
写真 4-23 | 床走行リフトの基本構造

することで、リフトと車いすが適切な位置に近づきます。

写真 4-23・a は、円弧のカーブを穏やかにするようにアームを改良したタイプです。写真 4-23・b は、アームが垂直昇降し、ハンガーをベルトで巻き上げるタイプです。いずれのタイプも、後方から吊具を引いて介助する場合は、車いすにブレーキをかけ、後方からティッピングする方法もしくは前方から下肢を押して介助する場合は、車いすにブレーキをかけないようにします。

吊り上げている時は体重分の荷重がアームの先にかかっています。吊り上げ時のベース開閉レバーの操作で身体損傷が起きないよう、電動化されるようになりました。また、アームの先を回転させようとすると負荷がかかるため、リフトを回転させる時はハンドルを持って介助者が歩いて動くようにします。

動画 ▶ ch.6

2） アーム回転式リフト（写真 4-24）

介護保険でレンタルが可能です。床走行リフトと同じく、アームが円弧を描いて昇降するタイプ（a）と、アームの先端からハンガーがベルトで巻き上げられて垂直昇降するタイプ（b）が代表的な 2 機種です。円弧を描くタイプは吊り上げた位置と着座する位置が異なるため、床走行リフトと同様の注意が必要です。

アームの水平可動域は、アームに関節がないタイプでは線（円弧状）、アームに関節があるタイプでは面（広げた扇の紙の部分に相当）になります。円弧・扇それぞれの長さ・広さは、アームのリーチと回転角度によります。アームに関節があるタイプは扉の間を抜けるのに適しています（写真 4-25）。浴室内に支柱を立てて脱衣所まで移動したり、玄関の外に支柱

4 リフト移乗　141

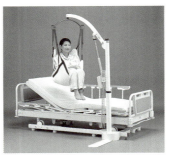 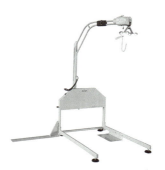

(写真提供：株式会社モリトー)　　　(写真提供：株式会社ミクニ)
a 円弧を描いて昇降するタイプ　　　b 垂直昇降するタイプ

写真 4-24 | アーム回転式リフト

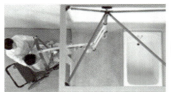 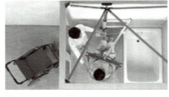 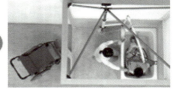

写真 4-25 | アームに関節のあるタイプで扉の間を抜ける　　　(写真提供：株式会社モリトー)

を立ててタタキまで移動したりといった活用方法があります。

ベッドセットは、脚部がベッドのベースフレームの横に出てくるので、介護者の足元や対象者の端座位の邪魔にはなってしまいます。支柱を頭側に設置するか足側に設置するか、使用方法に応じてリフトの種類や設置場所を変更することによって問題が解決できることもあります。

写真 4-24・a はアームとモーター、**写真 4-24・b** は本体を取り外せるので、複数箇所（お風呂や玄関など）で共用することもできます。取り外しと設置操作を安全に行えることが条件になります。

動画 ▶ ch.6

3）天井走行リフト（写真 4-26）▶

介護保険のレンタル対象品目になるのは、支柱を立てて据え置く簡易型です（**写真 4-26・a**）。以前は天井の梁や壁にレールを固定する方法が主流でした。一部を固定し、一部は据え置く支柱を使うこともあります。天井走行リフトは「大きい」「邪魔」「木造だと取り付けられない」などと誤解されていることも多いのですが、床を塞がず、最も邪魔にならないリフトだといえます。

1本のレールのみの線移動タイプ、レールを滑らせて動かすことができる面移動タイプがあります。面移動タイプはフレーム内のどこにでも移動できる可動域をもちます。

走行は手動のほうがスムースで速いですが、本人が操作する場合は電動タイプが必須となります。自立使用は不慮の事故対策などに万全を要します。また、電動走行には思いがけない使用例もあります。ある方は、ハンガーにつけた洗濯ばさみで掛け布団を挟んで移動させました。掛け布団を

142　4章　楽に移れて、楽に動ける環境整備

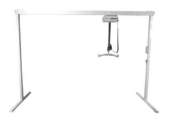 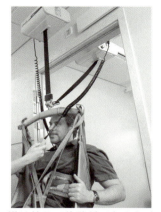

a 据置〈簡易型〉　　　　　　b 掛け替えて移動ができるタイプ
写真 4-26 | 天井走行リフト　　（写真提供：シーホネンス株式会社）

「はぐ、かける」ができず、そのため夜間の排尿に介助が必要でしたが、リフトのおかげで自立することができました。

　本体がレールと分離するポータブルタイプもあります。距離や高さに制限はありますが、下がり壁（建具の上の壁）や建具の工事をしなくても隣室に掛け替えて移動できたり（b）、別空間に本体を移動して使ったりすることができます。

(3) リフトの事故

1) 床走行リフトの事故

　床走行リフトで怖いのは、リフトの横転と押しつぶしです。

　移動の際はベースを広げ、高く吊り上げすぎないようにし、長距離および斜路や段差の移動は避けましょう。在宅で、バリアフルな浴室まで移動していたケースや、ベッドの下にベースが入らないからと横づけで使用されていたことがあり、急いで変更しました。

　床走行リフトのアームが人を押しつぶした事故が海外で起きています。押しつぶし事故対策の施されたアームを選んでください。

2) アーム回転式リフトの事故（写真 4-27）

　筆者らが実際に経験した事故を2例ご紹介します。

　認知症が進んで寝たきり状態のご主人を奥様が長年介護していたケースでした。玄関外にアーム回転式リフトの「つるべー」を設置し、通所介護の送迎を担うヘルパーがそのつどアームとモーターを接続して使用し、外して収納していました（a）。ある時、接続が不完全だったようで、吊り上げ途中に外れ、落下してしまうという事故が起きました。幸い本人は身心ともに大事に至ることはありませんでした。メーカーに現場検証を依頼し、中途半端な接続では動かないような改良が施されました。

4　リフト移乗　143

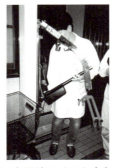 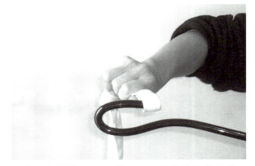

a 玄関外のリフトを収納しているところ　　b 水平な構造のハンガーフックを模した針金

写真4-27｜アーム回転式リフトの事故の例

　もう1つの事故も落下を招きました。これは、原因がなかなかわかりませんでした。メーカーと一緒に何度も検証実験を行い、水平な構造のハンガーフックに、吊具が確実にかからない状態のまま吊り上げられると、途中で脱落することがあるとわかりました（b）。以後、筆者らはこの構造のハンガーに対して十分指導を行うように留意しています。

3）天井走行リフトの事故

　リフト本体が落下したことがありました。レール切り替え式、リフト本体掛け替え式それぞれで発生しました。後者は家族がリフトをかけるフックに洋服用のハンガーをかけていて、そこに吊具をかけてしまったためでした。このお宅では、家族がリフトを使うことは危険と判断し、ヘルパーと訪問看護師以外は使わないことにしていました。しかし、ベッドから出たいと本人が要望すると、見よう見まねで家族がリフトを使ってしまっていたのでした。想定しないことが起きてしまうものです。

　もう1件は、誤作動です。掛け替え式のリフトは複数箇所で使え、なおかつ建具工事をしなくても脱衣所と浴室のような二部屋間移動も可能です。そのため、しばしば居室と浴室で使うのですが、浴室では下げすぎるとリフトが浴槽に浸かってしまい、リフトが故障してしまいました。

2　吊具の選択

(1) 吊具の位置づけ

　吊具は"吊り上げる機械リフト"と"吊られる人"をつなぎ、吊具次第で吊られた時にどのような感じになるかが変わります。「痛い」「窮屈」「落ちそう」という吊具では嫌になりますし危険です。初体験した方たちから「本を読みたくなる」「眠っちゃいそう」「楽しい！ブランコみたい！」という言葉が聞けたら、リフト導入決定です。

　車いすに座っている時は打てなかったキーボードが吊具でサポートされた姿勢で打てたケースでは、その姿勢から車いすのシーティングを行いま

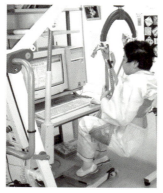 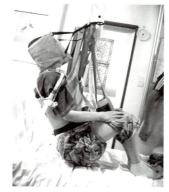

a シーティングの素材にした吊り姿勢（トイレ用吊具使用）　b 人工呼吸器装着のALSの方の入浴用に選んだトイレ用吊具と家族手作りの頭部サポート

写真 4-28 | 吊具の例

した（写真 4-28・a）。著しい筋力低下や関節可動域制限があっても、適応する吊具はありますし、身体的な要因でリフトが導入できないことはありません（写真 4-28・b）。吊具選びは奥が深くて面白いものです。

（2）選択のポイント

どのような姿勢で吊られるのがいいのか、誰がどう吊具を装着し、いつ、どこからどこへ、どのように、何のために移乗するのか、これらを具体的にイメージし、それを実現するためにはどのような吊具、ハンガー、介助が必要かを考えてください。

1）本人の身体状況

動画 ▶ ch.6

吊り上げて落下▶や痛みなど問題がないことが第一条件です。できるだけ快適に過ごせる吊具を選択しましょう。

2）着座しやすさ

吊られた姿勢が"寝る姿勢"（p.147・図4-10参照）や円背姿勢だと、よい座位がとりにくくなります。着座先の座背角（座と背の成す角度）が大きくなるよう、ベッドの背上げや、車いすの前座が上がるように倒しながらの着座、ティルト・リクライニング車いすの選択など、工夫が必要になってきます。

3）着座後の状態

移乗は座るための手段で、目的はよい座位にあるので、移乗した後に座り直しが大変になるようでは困ります。必要なら、座面にスライディングシートを敷いておきましょう。また、着座後には"吊具を外す"のが大原則です。シワや滑りが、痛みや身体のずれを招きます。外せない場合は、吊具の通気性やクッション性を考える必要があります。

4）移乗先（着座後の行為）

移乗先の多くは車いす、またはベッドですが、ポータブルトイレやトイ

レの便器、シャワーキャリーや浴槽、自家用車の座席の場合もあります。

排泄が目的の場合、移乗の準備と脱衣のスピードがポイントです。移乗姿勢は腹圧がかかりやすく、"排泄しやすい姿勢"でもあるため、漏れにも注意が必要です。

入浴では、吊具がお湯の中でずれにくいこと、ずれても修正しやすいことが大切です。吊り上げて陰部を洗えることも利点です。浴槽から上がった時には吊具と身体の間にたまるお湯を抜いたり、身体を拭く時には吊具に含まれた水分も拭く必要があり、製品選択時の比較ポイントとなります。

衣服の着脱と吊具装着のタイミングもよく検討しましょう。装着前の場合、移乗中の漏れやプライバシーへの配慮にも対策を立てましょう。

5）介護体制

リフトを確実に使える介護体制が、本人の日課を決定します。家族であれ専門職であれ、継続して使える吊具を選ぶ必要があります。ある人がつけるとよい姿勢、別の人がつけると落下するのでは、問題です。

個別の指導、練習に加え、マニュアル（図 4-9）も役立ちますが、マニュアルだけ作って渡せばよいというものではありません。サービスを提供する事業所が組織的に、リフトの基本技術を学んでおく必要があります。

6）フォローアップ

障害の進行や体型の変化で吊具が合わなくなることがあります。まず導入時にその可能性をきちんと伝えておくことが大切ですが、それだけでは不十分です。リフト本体の保守管理とともに、吊具の定期点検も制度上に位置づけられる必要があると思います。

7）リフト本体との相性

浴室のように床面との高低差が大きい環境や、建具の下をリフトが移動するような場合、リフトの垂直可動域が小さくなってしまうことがあります。その場合は、まずハンガーと身体との距離を小さくし、それでも足りなければ姿勢を寝かせたり（図 4-10）、下肢を介助で操作することもあります。

吊具をかけるリフトのハンガーの形は、吊具を引っ張る方向を決定します。幅が広くて奥行きもあるハンガーでゆったりと吊られると快適です（写真 4-29）。しかし、吊具の外に腕を出しているのなら、幅広いハンガーでは肩を開いてしまい、吊具がずり上がって腋窩にくい込み、身体がずり落ちるリスクがあります。

3 吊具の種類と装着方法

動画 ▶ ch.6

（1）起きる姿勢と寝る姿勢▶

姿勢については、"起きる姿勢"と"寝る姿勢"という言い方をします。起きる姿勢は臀部・大腿部への荷重が大きくなり、寝る姿勢では背部によ

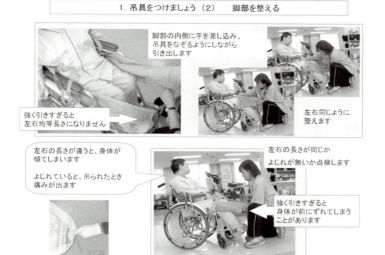

図 4-9 | マニュアルの一例　　（資料提供：健和会補助器具センター）

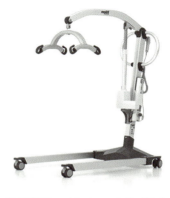

（写真提供：パシフィックサプライ株式会社）
写真 4-29 | 幅も奥行きもある4点ハンガータイプ

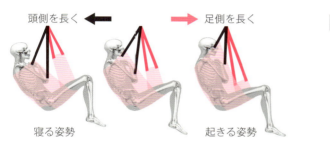

図 4-10 | 姿勢の調節

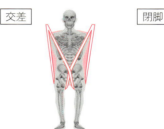

図 4-11 | 交差と閉脚

り大きな荷重がかかります。身体のどの部位とどの部位の角度が何度なら起きている、という明確な基準は決めようがなく、相対的なものです。

　頭部を保持でき、標準型車いすの座位に近い姿勢が"起きる姿勢"、頭部が保持しにくくなり、支持する部分が必要になるのが"寝る姿勢"というイメージです。起きる姿勢にするか寝る姿勢にするかで、吊られた時の快適さや痛み、臀部の脱落具合や着座のしやすさなどが変わってきます。吊具の頭側を長くすれば寝ますし、足側を長くすれば起きます（図 4-10）。長さの調節の方法には、フックにかける部分（ストラップ）が梯子状（ラダー）になっていてどこをかけるか選べるもの、リングを足していくもの、ストラップ止め付きで無段階に調節可能なものがあります。吊具の脚部をどうフックにかけるかによる吊り方の種類には、交差と閉脚があります（図 4-11）。閉脚にすると臀部が脱落しにくくなる傾向があります。

（2）吊具の種類

　吊具の種類には、シート型吊具、ベルト型吊具、トイレ用吊具、全体重をかけない吊具、脚分離型吊具があります。

4　リフト移乗　147

頭部支持部がついているものを「ハイバック」（High Back）、ついていないものを「ローバック」（Low Back）と呼びます。「フルサイズ」（Full Size）、「ハーフサイズ」（Half Size）という言い方もありますが、大きさではありません。頭部単体を保持する、マスクのような形の吊具もあります。

1）シート型吊具

四角い布＋ストラップという構造の吊具です。吊ると閉脚した状態になります。大腿部と体幹の大部分を覆うので、臀部が脱落する危険はありませんが、便失禁を伴う入浴には不向きです。

臥位で寝返りして着脱させ、座位では敷きっぱなしになってしまうので、蒸れにくく滑りにくい素材が求められます。ただし、「ヒップウォーク」（Hip Walk）*を使えばズボンの着脱の要領で▶着脱できないわけではありません。また、移乗動作としては不十分ながら立位がとれる場合や、椅子座位や正座でテーブルや床に体幹を預けて臀部を持ち上げられる場合は容易に着脱できます。

* 「4章3節」参照

動画 ▶ ch.6

2）ベルト型吊具

大腿部のベルトがブランコの板、背部のベルトはそこに背もたれがついたような構造に相当します。大腿部のベルトは、遠位につけると股関節が屈曲しやすくなります。身体を覆う部分が少なく、体幹の伸展や屈曲で滑り落ちることがあります。▶両手は必ず出しますので、リフトのハンガー幅は体幹の幅と同じくらいのものと組み合わせます。

動画 ▶ ch.6

3）トイレ用吊具

ベルト型の大腿部と背部をつないだ形、もしくは脚分離型の臀部を大きくあけた形状で、「ハイジーン」（hygiene）とも呼ばれます。吊った状態で下衣の着脱ができますが、テクニックが必要です。浴槽内でずれにくく、ずれても修正可能で、身体の露出も大きいので、入浴に向きます。

大腿部と背部をつなぐ位置でサイズが分かれ、股関節の屈曲角度に影響します。ベルト型より脱落しにくいですが、素材や形状、サイズや装着位置で姿勢がかなり変わり、選定の難易度は高いといえます（図 4-12）。

4）全体重をかけない吊具（写真 4-30）

a は歩行練習時の転倒を予防する立位練習用吊具です。b は脚部が分離できるトイレ用吊具を腰上げに応用してみたところです。臥位で下肢だけを吊り上げるので、タオルと紐で簡単に作っている家族もいます。こうしておむつ交換をすると、赤ちゃんのおむつ交換の場合と同じになります。

5）脚分離型吊具

座ったまま着脱ができる一方で、臀部の脱落のリスクがあり、落下を防ぐためには、適切なサイズと吊り姿勢を選ぶ必要があります。少しずつ吊り上げ、大転子が抜けるようなら、そのサイズや吊り方を採用するのをやめます。臀部をしっかり覆うように装着することを徹底すべきですが、装着方法によって脱落するのであればやはり危険です。

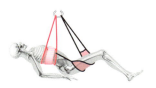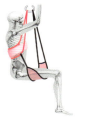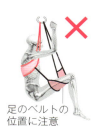

臥位で装着して臥位から吊り上げ　　座位で装着・吊り上げ　　足のベルトの位置に注意

図 4-12 | トイレ用吊具の姿勢の差

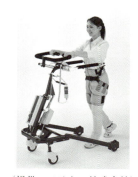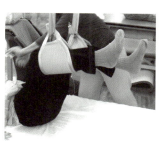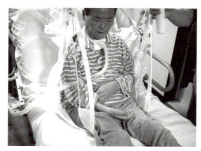

（提供：モリトー株式会社）
a 立位練習用吊具　　b トイレ用吊具の応用

写真 4-30 | 全体重をかけない吊具

写真 4-31 | 閉脚吊具の応用例

　脱落の危険がある場合は、寝る姿勢（図4-10）にして荷重を臀部から背部に移しますが、深く着座させにくくなるので、座面を後方に倒すなど着座介助に工夫が必要になります。もう1つの選択は、左右とも大腿部の下に敷き込む閉脚（図4-11）です。吊具を敷き込む手間と、その量を計算したストラップの長さ調整が必要ですが、脱落しにくく、骨盤が起きて座位が安定します。両大腿間に小枕をはさんで吊ると快適な下肢のポジショニングとなります。閉脚は、本来下肢切断用の吊り方で、専用吊具があります。

　ここで、応用例を紹介します。写真4-31は、臀部の落下だけでなく吸引処置の障害物にならないようにと選びました。大腿骨顆上骨折の保存療法中、骨折部への負荷が小さい吊具として用いたこともあります。

6）サイズと素材

　サイズは多くのメーカーが大小2種類は揃えていますが、メーカー間で統一されてはいません。多彩なサイズや、肥満用、高身長用などバリエーション豊かなメーカー、オーダーメイドに応じるメーカーもあります。

　脚分離型の素材は水切れのよい化学繊維、シート型は敷き込んだまま座ることに配慮して蒸れにくい天然素材、ベルト型はウレタンが入る傾向があります。入浴で使用する場合は浴槽から上がった時に身体と吊具の間に湯がたまらないメッシュ素材が選ばれがちです。しかし、メッシュの目地

に水を含みやすいので、着座後に身体を拭いて着衣する時にタオルや衣服を濡らしてしまいます。

また、吊具の背部や脚部に芯が入っているものが安楽性を高める場合があるので、痛みがある場合などに試してみてください。

ハンガーフックの構造と吊具の形状や素材の相性もあります。吊具のかけやすさ、外しやすさ、外れやすさ、破損しやすさといった観点でも、素材とフックをチェックしてみてください。

（3）吊具の装着方法

1）脚分離型吊具装着の基本

脚分離型吊具装着のポイントは、「どの工程においても、できるだけ臀部を覆い、臀部の穴を小さくするための工夫を凝らす」ことです。細々した注意事項はそのためだけにあるといっても過言ではありません。

2）車いす上での装着

車いすで、吊具を装着する手順を図 4-13 に示しました▶。車いす上で吊具の着脱が困難な場合、吊具を敷きっぱなしにするという選択をとることになってしまいます。車いす上での着脱に必要な、本人の身体状況について説明します。

a の動作を介助する際には、本人が車いすの背もたれから背中を離すことができるだけの体幹および股関節の屈曲可動域が必要となります。ティルト・リクライニング車いすを倒して使用している場合は、吊具装着時に車いすを起こしても起立性低血圧が生じないか、座位は崩れないかを評価しておく必要があります。背もたれから背中を離すことが難しい場合、臀裂まで吊具を押し下げることができず、臀部を覆うことが不十分となるため脱落のリスクが上がってしまいます。

c・d の動作を介助する際には、本人の股関節屈曲可動域が重要となります。大腿後面を車いすの座面からしっかり離すことができれば、吊具を臀部の近くまで差し込むことができるため、臀部の穴を小さくすることができます。

3）臥位での装着（写真 4-32）

脚分離型吊具をベッド上で装着する際、背上げ座位で装着するほうがセンターがずれにくいうえ、脚部をフィットさせやすく、あらかじめ背上げしているのでほとんどずれません。しかし、かなり身体を前傾させる必要があり、慣れている寝返り介助に比べて難しいようです。

臥位で装着する場合、センターを脊柱に合わせ、▶寝返りでずれないように工夫します（a）。この時、まず本人が安定した側臥位をとっていなければ、片手で本人を支えて片手で吊具をあてることになり、ずれやすくなります。介助者が手を離しても側臥位を保持できれば、両手で吊具をあてることができます。ポイントとしては、下になっている肩と骨盤を後方に

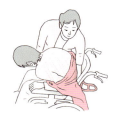
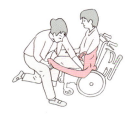
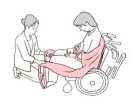

a 背部のセンターを合わせ、下端を臀裂まで押し下げる

b 脚部を引き出し、掌でシワを伸ばしつつ、身体にできるだけフィットするよう、引いていく

c 両方の脚部の内側を持ち、骨盤を引っ張らない程度の均等な力をかけて内側方向に引く。吊具が臀部にフィットし、左右のバランスを整える、重要な操作である

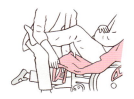
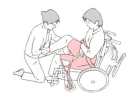
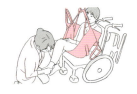

d 吊具の脚部を本人の大腿の下に差し込む。前方からの座位の介助基本姿勢をとり▶、本人の足部を介助者の大腿部に乗せると、持ち上げずに股関節角度をコントロールでき、両手が使える

e 反対側も同様に操作する

f 臀部に若干荷重がかかっている段階で、折れ曲がりやシワなどの不具合を直す。足底を持って股関節を屈曲させると、軽く確実にこの操作ができる

動画 ▶ ch.5

図 4-13｜車いす上での吊具の装着方法

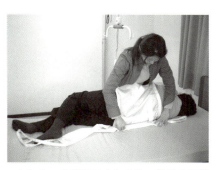
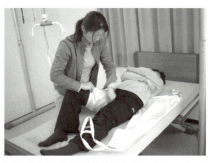

a センターを脊柱に合わせる。吊具の下端は、背上げでのずれを見込んだ位置にする。寝返りでずれないようきっちり敷き込み、仰臥位にする際にずれないよう押さえるなど工夫する

b 膝を立てて脚部をくぐらせ、フィットさせる

写真 4-32｜臥位での装着

引き、本人が後方に寝返って仰臥位に戻ってしまわないようにすることです。そして、センターを脊柱に合わせ、下側の吊具を本人の身体の下に挿し込みながら、仰臥位へ介助するとずれを少なくすることができます。

次に、脚部の敷き込みはベッドの膝上げ、ないしは本人の膝を立てて行

4章 4

4 リフト移乗 151

います（b）。股関節や膝関節の屈曲に制限がある場合は、股関節を軽く屈曲・外転・外旋させてベッドと大腿後面の間に隙間をつくり、そこに吊具を通すようにします。こうすることで、吊具を臀部の近くまで差し込むことができるため、臀部の穴を小さくすることができます。

　頭部と体幹を十分にカバーするサイズのスライディングシート2枚を身体の下に敷き、シートの間から吊具を滑らせて装着する方法も用いられるようになってきました。2章の「写真2-18　リフトの吊具の敷き込み」（81頁）でも示したこの方法は、寝返りをする必要がなく、細やかな吊具の位置調整が可能であり、吊り上げ時の摩擦によるストレスがかかりません。

　吊り上げの際は、ベッドの背上げによるずれに注意します。ずれはどうしても生じますので、ずれる量を見込んで深めに装着しておくなど工夫します。また、ベッドの膝上げを併用することで本人がベッドの足側にずれることを防ぎます。吊り上げ姿勢に近い角度まで背上げ・膝上げをしたら、吊り上げを開始します。車いす上と同様、臀部に若干荷重がかかっている段階で、折れ曲がりやシワなどの不具合を直します。

（4）応用へ向けて

1）吊具にこだわる理由

　多くの場合、普通に福祉用具の事業所がすすめる脚分離型吊具で大丈夫だろうと思います。吊具にこだわる理由を、デンマークと比較して挙げてみます。

　まず日本には在宅・施設・病院を問わず重症者が多い一方、介助者の技術は低いことがあります。重症というのは、人工呼吸器を装着しているというような意味と、二次障害で拘縮や変形が進んでいるという両面です。デンマークでは介護者は家族ではなく、基本的に専門職で地方公務員です。リフト使用技術を習得して現場に出ますし、どこでもリフトが使われているのでさらにみがきがかかります。日本では、介助者が使えるようにするための技術が要求されます。

　次に、リフトを使う目的が、「よりよい座位」にあるからです。ただモノのようにベッドから車いすに移すのではなく、そこで快適に安楽に活動的に過ごせることを目指すと、どう移乗させるかが大事になってきます。二次障害の多さや、現場の人手不足、座り直しなどの技術不足も関係しています。

　「変形や拘縮や褥瘡のある重症者を介助するのに、教育訓練や社会保障が不十分で不足する人手の代わりにリフトが求められる。だから高い技術が必要になり、普及しにくい……。」これでは悪循環です。悪循環を断つためにも、よい吊具を選び、便利に使えるようになっていきたいものです。

2）スライディングシートの活用

　本人の可動域制限や痛み、介助者の技術不足により吊具の装着が難しい場合の解決策として、スライディングシートを活用する方法があります。

column 導入事例

◆ ゆっくりと寝かせておきたい親孝行

Kさん（92歳）の息子さんが父親を寝かせきりにしていたのは、当時それが普通だったからだと思われます。「起こしましょう。デンマークから買ったばかりのリフトと安楽椅子を貸しますよ」という訪問医と訪問看護師の提案に、「年寄りを起こすなんて、機械を使うなんて、そんなかわいそうなことできないよ。父はね、90過ぎるまでずっと働きづめだったんですよ。もう楽に寝かせてやりたいんだ」と抵抗されました。

「"起こす"ではだめだ」、と思った訪問医は「褥瘡を治すには風呂がいいんだよ」と作戦変更。親孝行の息子さんは、巨大なベビーバスを買ってきて抱き上げて入れ始めましたが、すぐに腰痛になってしまいました。「しょうがない、腰が治るまでの間、風呂に入れられないと困るからな…」というのがリフト初使用までのエピソードです。

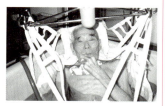

顔を拭くようになった
写真4-33 | 変身後のKさん

◆ 親孝行息子と超高齢者の変身

古い浴槽をベッドサイドに調達し、床走行リフトでの入浴が始まってほどなく、Kさんに変化が現れました。手を動かして顔を拭いたりするようになったのです（写真4-33）。「最近じゃあ、"いいお湯です、ありがとう"って言うんですよ。しゃべれなくなったんじゃなかったんだ」と息子さんは驚いていました。

それから息子さんはKさんを起こし、座らせ、さらには「好きな酒なら自分で手を伸ばしますよ。深呼吸しろったってしやしないけど、たばこなら思い切り吸い込むしね。口の締まりも、指の動きもほら、こんなによくなったよ。寝かせておくのが親孝行ってわけじゃないんだねぇ。あたしみたいな間違った介護やってる人いたら、連れてきな。説教してやっから」。その後、数々のユニークな介護用具の工夫で日本リハビリテーション工学協会の賞まで獲得した息子さんは、こうおっしゃっていました。

なかでも「スピラドゥ」（以下、シート）は、用途に応じて厚みや幅を選択することができ、非常に活用の範囲が広いスライディングシートです。

吊具をベッド上で装着する際、寝返りや側臥位保持が難しい場合は、仰臥位の状態のまま身体の下に吊具を敷き込む方法があります。まず頭部から大腿後面まで敷き込める長さのシートを2枚用意し、重ねた状態で身体の下に敷き込みます。次に、2枚のシートの間に吊具を通し、背中の下に広げていきます。大腿部の下も、重ねた2枚の間を通すことで、下肢を持ち上げる必要がなくなります。下肢の屈曲に制限がある場合にも有効な方法です。車いす座位で脚分離型吊具を装着する際にも、背中を背もたれから離すことが難しい場合は、2枚を敷き込み、間に吊具を通す方法が有効です。

リフトを使用して座位をとる機会が増えることで、筋緊張の緩和や拘縮の改善につながることが多くあります。初期は吊具の装着に難渋していたケースでも、徐々に改善がみられ、吊具の装着が容易になることがあります。前述のとおり、どんな方にも適応する吊具はあり、身体的な要因でリフトが導入できないことはありません。吊具の装着の問題からリフト導入が見送られることのないよう、工夫によって解決を図り、よりいっそうリフトが普及することを願っています。

●参考文献

・日本スピラドゥ：スリングシートを敷き込む例. 日本スピラドゥチャンネル（YouTube）〈https://www.youtube.com/watch?v=zBvkGXsv6ic〉

（4章4・I　製品写真以外の写真提供：健和会補助器具センター）

Ⅱ 立ち上がるリフト：足底が接地している

1 スタンディングリフトの可能性

1）立つことで広がる視点・身体への好影響

人は進化の過程で「立つ」ことを覚え、生活に大きな変化、可能性を見出してきました。今まで、「立つ」そして「歩く」ことが当たり前だった人が、突然の病気やけがで「立つ」ことができなくなってしまったら、今までとは全く違う生活になることが予想できます。立てないことで視界が狭くなる、足の血行障害によりむくみ、下肢への荷重機会の減少により骨がもろくなるなど、さまざまな問題が発生します。

スタンディングリフトは、少しの力で楽に「立つ」ことができる機器です。下肢への荷重機会をつくるだけではなく、トイレ移乗にあたり下衣着脱が行いやすくなるなど可能性が広がります。

2）適応、利点と欠点

スタンディングリフトを使用した移乗で本人に求める能力は、座位保持が可能であること、足が接地して少し踏ん張ることができることです。3節「ボードを使った座位移乗」と同程度の能力をもつ対象者を適応範囲としています。

ボードとスタンディングリフトの使い分けの参考になるように、ボード移乗と比較したスタンディングリフトの利点と欠点を以下に述べます。

◆スタンディングリフトの利点

・ボード移乗では困難性の高いトイレ移乗に使用しやすい。
・ボード移乗では介助者に一定のスキルを求めるが、スタンディングリフトは操作が容易で介助者に高いスキルを求めない。

◆スタンディングリフトの欠点

・ボード移乗では介助者にスキルを求める一方で、介助方法や2人介助にするなどの介助者側のスキルや工夫次第で移乗を達成できる可能性がある。一方、スタンディングリフトは、本体のサイズや動き方が本人の体格や可動域などに合わなければ移乗ができない。介助者のスキルで補うことができない。

2 スタンディングリフトの種類と活用

（1）種類

スタンディングリフトは、前傾しながら立ち上がるタイプと、後傾したまま立ち上がるタイプの大きく2種類に分けることができます。ここでは代表的な3機種について、特徴を紹介します。

154　4章　楽に移れて、楽に動ける環境整備

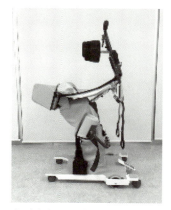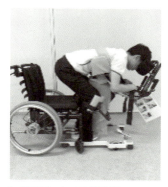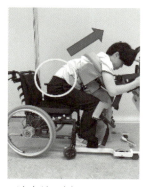

（写真提供：株式会社ウェルパートナーズ）
a スマイル
b 前傾タイプの操作時
c 適応外の例

写真 4-34 | 前傾タイプ

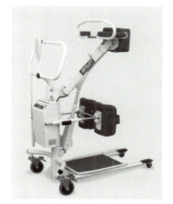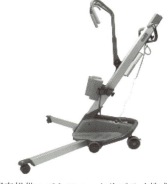

（写真提供：アイ・ソネックス株式会社）
a スカイリフト
（写真提供：パシフィックサプライ株式会社）
b クイックレイザー2

写真 4-35 | 後傾タイプ

1）前傾タイプ（写真 4-34）

機種：スマイル（a）

　上半身を前屈することで、臀部の重さを胸郭前面と足底に移動することで臀部が持ち上がります（b）。前屈が伴うため、座位姿勢からより深い股関節屈曲角度（深く曲げる）が求められます。足の位置に対して膝関節位置が前に出すぎると体重が足底にかかりづらくなるため、臀部が浮かなくなってしまいます。

　また、装着しているスリングシートと衣服がずれてしまう場合では、うまく立つことができません（c）。その場合、スリングシートが適切に装着されていないか、もしくはこの機種の適応ではない可能性があります。

2）後傾タイプ（写真 4-35）

機種：スカイリフト（a）　クイックレイザー2（b）

4　リフト移乗　155

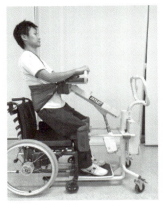
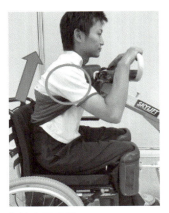

a 後傾タイプの操作時　　b 適応外の例
写真 4-36 | 後傾タイプの操作

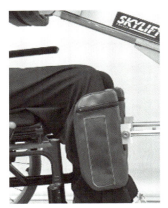

写真 4-37 | 膝パットの基本的な位置

　上半身をスリングシート側（後方）で支持することで、後ろに持たれるような立位になります（**写真 4-36-a**）。この機種では、座位姿勢より深い股関節屈曲角度になることはありませんので、股関節が曲がりにくい対象者も立つことができます。

　膝関節よりも足の位置を少しだけ前方に出すことにより、体を後ろ方向（伸展方向）に傾けやすくなり、スリングシートにもたれやすくなります。そうすることで、スタンディングリフトが上昇する時に、足に力が入りやすく、容易に立ち上がることができます。立ち上がる際に前屈みになってしまう対象者に対しては、「身体を後ろに反る（伸展方向）」ように指導するとうまく立ち上がることができます。

　適応外の基準としては、装着しているスリングシートが脇の下に当たると身体が前にもたれてしまい、臀部が落ちることになります（**写真 4-36-b**）。

3）膝パッドの位置

　前傾タイプ、後傾タイプのどちらにおいても、膝パッドの高さ調整が重

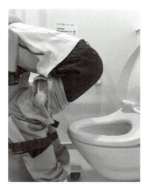 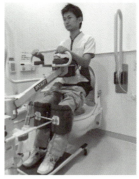 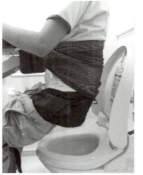 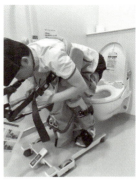

a スマイルの例　　b スカイリフトの例　　　　　　　　　c 適応外の例
写真 4-38 ｜ トイレでの活用

要となります。基本的な膝パッドの高さとしては、膝蓋骨の下方となります（**写真 4-37**）。

（2）トイレでの活用（**写真 4-38**）

　自力で立位を保持しづらい対象者の場合、下衣の着脱は転倒の危険が伴います。スタンディングリフトを使用することで、立位保持が安定して、下衣の着脱を安全に行うことができます。トイレで活用する場合には、スタンディングリフトのキャスター回りの構造が便器形状や寸法に合っていること、また、立位で下衣が着脱可能なスリングシートを選択することが必要です。

（4章4・Ⅱ　製品写真以外の写真提供：松山リハビリテーション病院）

実演動画

本書で紹介している福祉用具の実演動画は、以下のURLおよびQRコードからご覧になれます。

http://jnapcdc.com/restriction/yogu/

認証ID「movie」　パスワード「welfare」

本文の左欄に掲載している　動画 ▶ ch.1　などを手がかりにご覧ください。

内　容（30分）

chapter.1
Bedの機能を見直し、活用しよう
- ▶ 背上げと背下げ～不快感や苦痛・解消方法～
- ▶ 昇降機能（25cm、40cm、58cmからの立ち上がり）
- ▶ 昇降機能と周辺環境
- ▶ 側臥位から背上げから端座位へ
- ▶「座ろうくん」のセッティング

chapter.2
摩擦軽減用具を使ってみよう
- ▶ スライディングシートの敷き方・使い方（bed上下方向移動）
- ▶ スライディングシートの抜き方
- ▶ スライディングシートを使った寝返り
- ▶ マルチグローブを使った水平移動

chapter.3
座位での重心移動
～Hip Walk～をマスターしよう
- ▶ 座位での重心移動
- ▶ Hip Walkをケアに活かす～左前傾させる場合、右前傾させる場合
- ▶ 座ったままズボンを履く（自立、介助）
- ▶ 座ったままズボンを脱ぐ（自立、介助）
- ▶ 体幹の傾きを支持・誘導する

chapter.4
座位姿勢と車いすを考えよう
- ▶ 骨盤中間位、骨盤後傾位での関節可動域
- ▶ ティルトとリクライニング
- ▶ 両手駆動（効率の良い駆動、効率の悪い駆動）
- ▶ 足駆動（効率の良い駆動、効率の悪い駆動）
- ▶ クッションの調整（ロホクッション、ゾイドPSV、底付きの確認）
- ▶ 座り直し（前屈なし、前屈あり）

chapter.5
座位移乗に挑戦しよう
- ▶ ボードを用いた自立座位移乗
- ▶ ボードを用いた座位移乗

chapter.6
リフトと吊具を使いこなそう
- ▶ アーム回転式リフト、天井走行式リフト
- ▶ 着座（ベッドへ、車いすティッピングで、吊具を後方から引く、前方から押す）
- ▶ 緊急降下（アーム回転式リフト、天井走行式リフト）
- ▶ 適切な装着姿勢（トイレ用吊具、ベルト型吊具、シート型吊具、脚分離型吊具）
- ▶ 姿勢調整（脚分離型吊具、シート型吊具）
- ▶ ずり落ち（ベルト型吊具、脚分離型吊具）
- ▶ 脚分離型吊具、シート型吊具の装着（車いす上、ベッド上）
- ▶ 床走行リフトの動かし方と着座、吊り上げ
- ▶ 立位型床走行リフト

本書に掲載された著作物の複写・複製・転載・翻訳・データベースへの取り込み、および送信（送信可能化権を含む）・上映・譲渡に関する許諾権は、株式会社日本看護協会出版会が保有しています。
本書掲載のURLやQRコードなどのリンク先は、予告なしに変更・削除される場合があります。

実演動画の使い方

①まず、動きを理解する

＊文章や図だけでは限界があります。観て、時には音を聴いて、理解を深めましょう。

＊吊具の装着など、全過程動画とせず、大事なポイントを押さえたものもあります。

＊「初版・はじめに」にあるように、「型」を覚えるためのものではありません。

＊すべて「ほんの一例」です。対象や環境など、条件が変われば、方法も変わります。

② 試行錯誤して「コツ」を会得する

＊体験し、試行錯誤し、練習しなければ「コツ」はつかめません。

＊ベッドの背上げ、スライディングシート、ボード移乗など、介助のないシーンは特に体験してみてもらうためのシーンです。どういう体験の仕方をすると問題点がわかりやすいか、あるいはコツがつかみやすいか、ゼロからの試行錯誤よりは効率よく大切なポイントをつかめるようにしました。狙いを深読みしながら試してみてください。

＊複雑な計算も、はじめは一桁の足し算から習います。困難事例を検討するのは、「コツ」を会得してからです。大事なポイントが押さえられるようになれば、応用がきくようになります。たとえばスライディングシートを使ったベッド上の上下移動で、手順に示されている「膝を曲げる」ことができない場合、「膝を伸展したまま足底を押す」などです。

＊練習が必要であることは、音楽やスポーツ、車の運転、あるいは他の技術と同じです。リフトもボードもシートも十分な練習を積んで、現場に臨むべきものです。自信をもってよさを語り、安心・安全・安楽を提供してください。

③ひとりでじっくり観る！

＊再生しながら、必要な時は停止して、静止画像でじっくりと観てください。特に難しいことがわかっているところ、大事なポイントは、テロップを多くしたり、同じシーンを角度を変えて撮ったりしています。

④講習会のデモ映像として使う

＊TVやプロジェクターにつないで再生して、少人数によるディスカッションに利用してください。あるいはデモが見えづらい大規模講習会でも活用してください。

⑤予習・反転学習教材として使う

＊大事だとわかっていても、密集した時間割の中に「福祉用具」の講義を入れ込むのは難しいものです。学生たち・受講生にあらかじめ視聴を促し、予習・反転学習教材として利用してください。

＊リフトの演習に用いている資料を提示します。参考にするべき頁や図表や映像を示し、総合的・具体的にイメージをつかませ、演習に臨ませます。

（窪田 静）

【演習チェックリスト】
吊り上がるリフト（足底が接地していない）を体験する

《目的》	本人役・介助者役それぞれを体験しながら理解する １．快適な座位の出発点となる移乗 ２．本人・介護者ともに安心で安楽な移乗 　１）介助者が筋骨格系障害をきたさない 　２）本人の皮膚や関節への負荷、緊張が低い
《物品》	床走行リフト・アーム回転式リフト・簡易型天井走行リフト 脚分離型吊具（ローバックMサイズ）、車いす
《方法》	・デモを観ながら実施後、役割を交代して実施 ・車いすで吊具を装着し、リフトで吊り上げ、移動し、車いすに着座

参照		準備・環境整備
	☐	介助者が不良姿勢にならない環境づくり 　＊リフト・車いすの配置を整える 　＊車いすのアームとレッグをはずす
	☐	リフトの準備 　＊ハンガーを胸の位置まで下げておく・床走行はベースを開いておく
	Q	ハンガーを胸の位置まで下げておく理由について 　回答例：ハンガーが顔に当たらないようにするため
	Q	待ち時間の悪影響について 　回答例：緊張感が高まる、座位姿勢が崩る、車いすからの転落

		脚分離型吊具装着
p151 図4-13 動画 ch6	☐	吊具の下端を臀裂まで深く差し込み、脚部を内側・近位に寄せていく
	Q	上記手技の目的は何か 　回答例：吊具の座骨部の「穴」を小さくするため、
	☐	吊具の脚部を両方同時に引いて、臀部をフィットさせ、左右を整える
	☐	持ち上げず、両手が使える方法で、吊具の脚部を敷き込む
	☐	皺やヨレがないか確認・修正する
	☐	脚部を交差式にセットする

		吊り上げ
p147 図4-10・11 p151 図4-13 p144 写真4-27-b 動画 ch6	☐	リフトを近づける（床走行は恐怖感を与えないよう配慮する）
	☐	「起きる」姿勢となるよう吊具をフックに確実にかける
	Q	フックが左右1つずつしかない時、頭側が先で足側が後にかけるのはなぜか 回答例：緊急降下後に足側の方がはずしやすい
	☐	吊具がハンガーフックに確実にかかっていることを確認し続ける
	☐	吊り上げに伴って肩と大腿にかかる力や皺 を「肩抜き」「足抜き」で取り除く

		移動
動画 ch6	☐	揺れを小さくするよう配慮する
	☐	床走行は力学的に最小限の力になるように動かす

		着座
動画 ch6	☐	後方から車いす tipping して臀部を車いすの背面に滑らせる
	☐	着座した後の座位の観察・評価、必要なら修正

		吊具をはずす
	☐	着座したまま丁寧にはずす 　皮膚損傷を起こさないよう 　不良姿勢にならないよう

実演動画の使い方　161

索引

欧文

CCTA95	1, 48
demands	21
Hip Walk	112, 139, 148
ICF	6, 7
ICIDH	6
ISO9999	1
KY活動	13
needs	21
WHO	6

あ行

アーム回転式リフト	141
——の事故	143
アームサポート	85, 104
アクチュエーター	50
足位置	87, 104
足置き板	98
足駆動	102
脚分離型吊具	148
圧切り替え型マットレス	67
圧再分配	107
圧抜き	80
圧分散	60, 72
アンカーサポート	93, 107
移乗	90
——の難易度	116
移乗ボード	134, 135
移動	89
移動用バー	56, 125, 131
ウレタンマットレス	64
上敷マットレス	63
エアセル	67

エアマットレス	67, 72
エレベーション	100
円座	109
円背	42, 46
凸凹ウレタンマットレス	66
応力	60, 97, 110
大きな体位変換	46
オーバーベッドテーブル	57
オーバーレイ	63
置き（型）手すり	49, 126
押し手	103

か行

介護（者）負担	11, 116
介護保険制度	27
介護予防住宅改修費	29
介護予防福祉用具貸与	27
介助バー	56, 125, 131
介助ベルト	133
活動	7
可搬型階段昇降機	
安全指導員	28
簡易モジュラー車いす	90
環境因子	8
関節拘縮	18
義肢装具士	24
義肢等補装具費支給制度	
	27, 30
機能障害	6
ギャッチアップ	52
仰臥位	42, 71
胸郭	85
狭義の立位移乗	118, 123

挙上式足置き	100
居宅介護住宅改修費	29
起立性低血圧	19
筋萎縮	18
筋緊張	73, 75
筋骨格系障害	12
筋力低下	18
グリップ	103
車いす	131
ケアプラン	20
交換マットレス	63
後傾タイプ（スタンディングリフト）	155
拘縮	42, 43, 71, 75
鋼板	50
高密度低反発ウレタン	65
国際障害分類	6
国際生活機能分類	6, 7
個人因子	8
骨萎縮	19
骨盤	85, 88
骨盤後傾（位）	86, 88
コントゥアシート	93
コンフォート型車いす	
	91, 96

さ行

座位	89
座位移乗	119
座位姿勢	85, 87
サイドテーブル	57
サイドレール	56
座位保持	123, 125

座角度調整 ——— 96
坐骨の前方支え ——— 93, 107
座布団 ——— 109
座面 ——— 92
参加 ——— 7
シーツ ——— 69
シート型吊具 ——— 148
ジェネラリスト ——— 23
支持基底面 ——— 84
姿勢修正 ——— 111
姿勢保持 ——— 36, 107
社会的不利 ——— 6
重心移動 ——— 137
重心誘導 ——— 133
障害者総合支援法 ——— 27, 30
昇降 ——— 48, 51, 52
褥瘡 ——— 24, 75
褥瘡好発部位 ——— 79, 80
職場における腰痛予防対策
　　指針 ——— 13
心身機能・身体構造 ——— 7
身体障害児・者 ——— 11
心肺機能低下 ——— 19
スイッチ ——— 51, 54
スタンディングリフト ——— 154
スペシャリスト ——— 23
滑り座り ——— 37, 88
滑り止めシート ——— 110
スライディンググローブ ——— 79
スライディングシート
　　——— 80, 152
スリングシート ——— 92
ずれ ——— 53, 97
ずれ力 ——— 80
座り直し ——— 111
背上げ ——— 52, 53
生活機能 ——— 7
静止型マットレス ——— 64
静止時圧 ——— 60

背板 ——— 50
世界保健機構 ——— 6
背角度調整 ——— 96
背下げ ——— 54
接触面積 ——— 72, 73
背抜き ——— 53, 54
背張り調整式背もたれ ——— 93
前傾タイプ（スタンディング
　　リフト） ——— 154
仙骨サポート ——— 93
側臥位 ——— 43, 59, 71
底つき ——— 109

た行

ターンテーブル ——— 133
体位 ——— 42
体位変換 ——— 79
体重移動 ——— 77
立ち上がり ——— 123
脱寝たきり ——— 21
端座位 ——— 52, 57
端座位保持 ——— 134
地域生活支援事業 ——— 27
小さな体位変換 ——— 46, 82
着座 ——— 124
中間位 ——— 87, 88
超低床ベッド ——— 48
突っ張り型手すり ——— 126
吊具 ——— 144
ティッピングレバー ——— 98
低反発クッション ——— 109
ディマンズ ——— 21
ティルト機能 ——— 96
ティルト・リクライニング
　　機能（付き車いす）
　　——— 96, 97, 106
テーブル ——— 50
テクノエイド協会 ——— 24
手すり ——— 49, 56

天井走行リフト ——— 142
　　——の事故 ——— 144
電動ベッド ——— 130
トイレ用吊具 ——— 148
頭部 ——— 85
特殊寝台 ——— 48
特定介護予防福祉用具販売
　　——— 28
特定福祉用具販売 ——— 28

な行

ニーズ ——— 21
日常生活用具給付等事業
　　——— 27, 30
日本ノーリフト協会 ——— 2
布1枚物背もたれ ——— 93
寝心地 ——— 62
能力障害 ——— 6
ノーマライゼーション ——— 22
ノーリフティング ——— 14

は行

背面開放座位 ——— 58
廃用症候群 ——— 16
半起立移乗 ——— 118, 127
ハンドリム ——— 98
半腹臥位 ——— 43, 44
膝上げ ——— 52
膝折れ ——— 133
膝パッド ——— 156
肘掛け ——— 85, 104
ヒップウォーク
　　——— 112, 139, 148
標準型車いす ——— 90, 106
福祉用具専門相談員 ——— 24
福祉用具貸与 ——— 27
福祉用具貸与事業者 ——— 23
福祉用具プランナー ——— 1

福祉用具プランナー
　管理指導者 ┄┄┄┄┄┄ 24
フットサポート ┄┄┄ 98, 100
フットボード ┄┄┄┄┄┄┄ 51
ベースフレーム ┄┄┄┄┄ 50
へたり ┄┄┄┄┄┄┄┄┄┄┄┄ 67
ベッドサイドテーブル ┄┄ 58
ベッド柵 ┄┄┄┄┄┄┄ 50, 56
　──に関する事故 ┄┄ 56
ヘッドボード ┄┄┄┄┄┄ 51
ベルト型吊具 ┄┄┄┄┄┄ 148
ホイスト ┄┄┄┄┄┄┄┄ 140
方向転換 ┄┄┄┄┄┄┄┄ 124
ポジショニング ┄┄┄┄┄ 70
補装具費支給制度 ┄┄ 27, 30
ボトム ┄┄┄┄┄┄┄┄┄┄ 50

ま行

マットレス ┄┄┄┄┄┄┄ 130
マットレスパッド ┄┄┄┄ 64
モーター ┄┄┄┄┄┄┄┄┄ 50
モジュラー型車いす ┄┄┄ 91
もたれ直し ┄┄┄┄┄ 95, 111

や行

床板 ┄┄┄┄┄┄┄┄┄┄┄ 50
床走行リフト ┄┄┄┄┄┄ 140
　──の事故 ┄┄┄┄┄┄ 143
腰痛予防対策 ┄┄┄┄┄┄ 13

ら行

ランドマーク ┄┄┄┄┄┄ 42
リクライニング ┄┄┄┄┄ 98

リクライニング機能 ┄┄┄ 96
離床 ┄┄┄┄┄┄┄┄┄┄┄ 114
リスクマネジメント ┄┄┄ 17
立位移乗 ┄┄┄┄┄┄┄┄ 118
立位保持 ┄┄┄┄┄┄┄┄ 124
リフター ┄┄┄┄┄┄┄┄ 140
リフティング ┄┄┄┄┄┄ 14
リフト ┄┄┄┄┄┄┄ 49, 50
リフト移乗 ┄┄┄┄ 106, 119
リプレイスメント ┄┄┄┄ 63
両手駆動 ┄┄┄┄┄┄┄┄ 101
リンク ┄┄┄┄┄┄┄┄┄ 52
レッグサポート ┄┄┄┄┄ 98
労働者災害補償保険法
┄┄┄┄┄┄┄┄┄┄┄ 27, 33

＊本書は初版刊行以来、下記のように改訂・改題をしています。

『生活環境整備のための"福祉用具"の使い方』
2010年4月（初版）

『楽に動ける福祉用具の使い方 第2版 多職種協働による環境整備』
2019年4月（改訂・改題）

楽に動ける福祉用具の使い方　第2版
多職種協働による環境整備

2010年4月10日	第1版第1刷発行	〈検印省略〉
2017年2月 1日	第1版第3刷発行	
2019年4月20日	第2版第1刷発行	
2023年1月20日	第2版第2刷発行	

編　集＝窪田 静　栄 健一郎　樋口由美

発　行＝株式会社 日本看護協会出版会

〒150-0001 東京都渋谷区神宮前5-8-2 日本看護協会ビル4階
〈注文・問合せ／書店窓口〉TEL／0436-23-3271　FAX／0436-23-3272
〈編集〉TEL／03-5319-7171
http://www.jnapc.co.jp

本文イラスト＝奈和 浩子，志賀 均
印　刷＝三報社印刷株式会社

ⓒ2019 Printed in Japan　ISBN978-4-8180-2179-2

本書に掲載された著作物の複写・複製・転載・翻訳・データベースへの取り込み、および送信（送信可能化権を含む）・上映・譲渡に関する許諾権は、株式会社日本看護協会出版会が保有しています。
本書掲載のURLやQRコードなどのリンク先は、予告なしに変更・削除される場合があります。

JCOPY〈出版者著作権管理機構 委託出版物〉
本書の無断複製は著作権法上での例外を除き禁じられています。複製される場合は、その都度事前に一般社団法人出版者著作権管理機構（電話 03-5244-5088、FAX 03-5244-5089、e-mail: info@jcopy.or.jp）の許諾を得てください。

●日本看護協会出版会
メールインフォメーション会員募集
新刊、オンライン研修などの最新情報や、好評書籍の
プレゼント情報をいち早くメールでお届けします。

ご登録は
1分で完了